Retrouvez :

- nos prochaines publications ;
- les résumés de tous les ouvrages du catalogue ;
- le blog avec des interviews des auteurs et les événements à ne pas rater.

Votre avis nous intéresse : dialoguez avec nos auteurs et nos éditeurs.

Tout cela et plus encore sur Internet à :

www.leduc-s.com

Illustrations : Deletraz
Maquette : **ReskatoЯ**

33, rue Linné
75005 Paris

E-mail : infos@leduc-s.com
ISBN : 978-2-84899-221-1

ANNE DUFOUR CAROLE GARNIER

PROGRAMME MINCEUR

Agar-Agar

EN 15 JOURS

LEDUC.S
EDITIONS

Les lecteurs en parlent...

Ils ont testé l'agar-agar, ils racontent

Un an après la parution de *Agar-agar, la nouvelle arme anti-kilos*, nous avons recueilli les témoignages d'utilisateurs. Premières impressions, tours de mains, recettes préférées, anecdotes...

Marie-José, 37 ans

C'est drôle parce que je connais ce produit depuis des années, étant donné que j'achète pas mal de choses dans des boutiques bio, mais je n'avais pas eu l'occasion de le tester. Ou plutôt je n'ai jamais eu la curiosité de le découvrir ! Pour moi, c'était juste un aide-culinaire, de la gélatine version végétale, et comme la gélatine m'évoque une cuisine traditionnelle, longue, etc., je ne voyais pas l'intérêt. C'est en découvrant toutes ses potentialités dans le livre Agar-agar, la nouvelle arme antikilos *que je me suis dit « tiens tiens ! ». Et voilà, je suis une convertie, désormais !*

Carole, 38 ans

C'est magique, pour tout ce qui est flan, ça marche mieux que n'importe quoi d'autre. Impossible de rater. Rien que pour ça, c'est déjà génial, non ?

Nadia, 29 ans

J'adore cuisiner, faire des plats simples mais aussi élaborés, compliqués. Et l'agar-agar est pour moi un formidable accessoire pour m'amuser en cuisine. Par exemple, récemment, j'ai préparé un liquide noir (à l'encre de seiche et à l'agar-agar) et avec une seringue j'ai versé des gouttes de ce liquide dans un plat d'huile. J'ai fini par récupérer les petites billes noires (qui se sont séparées facilement du gras) et j'ai baptisé ça « mon caviar ». Avec l'agar-agar, on peut vraiment préparer plein de trucs sympas. J'obtiens toujours un franc succès avec ce genre de créations !

Sadia, 22 ans

J'avais du mal à croire qu'un tout petit peu de poudre pouvait durcir une si grande quantité de liquide, alors la première fois, j'ai doublé et même, je crois, triplé les doses d'agar-agar. Bilan : j'ai dû tout jeter, ça avait pris en masse, l'horreur. J'ai refait la recette avec les dosages indiqués, et là miracle ! La perfection !

Laurence, 30 ans

Depuis qu'on est tombées sur ce livre, on se fait des « agar party » avec mes copines. En fait, avant, on se retrouvait tous les 15 jours pour un dîner de filles classique. Maintenant, le rythme est le même, mais à chaque fois, le mot d'ordre est de préparer au moins un plat ou un dessert à l'agar-agar. Juste pour le fun !

Arlette, 57 ans

J'ai découvert l'agar-agar en lisant le livre. J'avais l'habitude de cuisiner des aspics avec des miettes de crabe, des crevettes, de la macédoine de légumes et de la gélatine. Moi j'adorais mais mon mari n'aime pas trop la gélatine, il lui trouve un arrière-goût. Du coup, j'ai adapté ma recette avec de l'agar-agar, résultat impeccable et mon mari a apprécié car il n'a pas retrouvé ce goût qui lui déplaît. Franchement, aujourd'hui, je ne reviendrai jamais à la gélatine.

Myriam, 34 ans

Ce que j'aime dans les préparations à l'agar-agar, c'est que leur texture est beaucoup plus légère que les préparations en gelée qui font un peu « paquet ». J'avoue que si je vais au restaurant et qu'on me sert un plat type œuf en gelée ou pâté recouvert d'une couche de gelée, je ne mange jamais la gélatine ou alors le moins possible. Avec l'agar-agar, je mange tout. Et en plus, il n'y a pas à dire, c'est quand même plus naturel !

Pierre, 41 ans

J'ai été enthousiasmé par votre livre sur l'agar-agar et je lui ai consacré un post sur mon site <gymlook.fr>. D'autant plus que, grâce à lui, j'ai pu faire maigrir ma chatte en net surpoids, en incorporant à sa viande hachée crue de l'agar-agar, et c'est passé comme une lettre à la poste. !

Et retrouvez de nombreux témoignages de lecteurs au fil du livre… !

Sommaire

Introduction

Vous êtes un convaincu forcené de l'agar-agar ou, tout simplement, vous préférez vous lancer dans un programme minceur sur le long terme, pour une perte de poids plus importante. Rien ne s'y oppose. Nous avons élaboré trois programmes «agar-agar» individualisés, au choix selon vos disponibilités, vos envies, vos besoins personnels.

Nos 3 programmes

Le programme 1 = Agar-agar boisson magique (p. 50) est le plus simple à suivre. Vous avalez votre « boisson magique » à l'agar-agar juste avant les repas. Nous avons conçu des menus adaptés à ce cas de figure.

Le programme 2 = Agar-agar dans ma cuisine (p. 89) demande un peu plus d'implication. Vous pouvez encore faire appel à la boisson magique pour mater une petite faim, mais l'ensemble du programme repose sur une alimentation calibrée, avec au moins un plat par jour à base d'agar-agar.

Le programme 3 = Agar-agar remise en forme (p. 129) s'adresse à celles et ceux qui recherchent une vraie cure de « remise en forme ». Des menus conçus autour d'une entrée, d'un plat ou d'un dessert à l'agar-agar, un programme d'activité physique au quotidien (facile mais réclamant de la régularité pour être efficace !) et, éventuellement, la boisson magique si besoin.

Rien ne vous empêche d'enchaîner, par exemple, les programmes ***1*** **+ 2 + 3**, soit 1 mois et demi de « cadrage minceur », ce n'est pas trop si vous avez pas mal de kilos à perdre. Loin s'en faut !
En outre, nous avons intégré de nouvelles recettes à chaque programme, donc vous ne vous lasserez pas, au contraire, ce sera un bon moyen de tout goûter. Enfin, et surtout, nos menus sont tous équilibrés, ce sont des modèles « minceur » à eux seuls, vous ne risquez donc rien à les suivre, bien au contraire.
Donc un petit programme sur 2 semaines pour perdre quelques rondeurs, c'est parfait. Pour parfaire la perte de poids, garder les bonnes habitudes, et en plus se mettre au sport, un enchaînement est le bienvenu. C'est tout comme vous voulez !

L'abécédaire du programme minceur agar-agar

Qu'est-ce qui est naturel, sain, facile à trouver, bon marché, efficace pour calmer les petites et grosses faims, pratique à utiliser à la maison comme au bureau, si petit qu'il se glisse dans un sac à main ? L'agar-agar. Il méritait bien son petit dictionnaire !
Agar-agar comme…

A

Acheter

Commençons par le commencement : où acheter cette chose merveilleuse que l'on appelle « agar-agar », et combien ça coûte ? Après, on pourra discuter…

Où ?

- En boutiques bio et diététiques.
- Dans les épiceries asiatiques ou les boutiques de produits exotiques.

- En pharmacie (n'importe quel pharmacien peut en commander).
- Sur internet, par exemple sur les sites :
  - www.nature-aliments.com
  - www.biodoo.com
  - www.monmarchand.com
  - www.edden-shop.com
  - www.asiamarche.fr
  - www.kalys.com

Combien ?

En boutique ou sur le net

Voici les prix que nous avons relevés :

- Environ 1,50 € les 2 sachets individuels de 4 g.
- Ou 2 à 3 € pour 6 sachets de 2 g.
- Ou encore 2,25 € le sachet de… 25 g (prix relevé chez Tang Frères, grande surface asiatique que tous les Parisiens connaissent, dans le 13e arrondissement).

En pharmacie

Environ 10 € le pot de 20 g mais les tarifs sont dégressifs en fonction de la quantité achetée, renseignez-vous (c'est intéressant si vous en utilisez régulièrement) !

Avec tout ça, vous aurez déjà de quoi bien vous amuser !

Pierre, 44 ans

Je crois bien que j'achetais de l'agar-agar en grande surface avant, j'en suis même sûr. C'était il y a des années, 8 ans peut-être. Et puis un jour, le produit a disparu des rayons. Je n'ai pas cherché à comprendre ni à le remplacer par autre chose, j'ai laissé tomber. Pas eu l'idée d'aller voir dans d'autres boutiques. De pouvoir en commander sur internet m'a rendu presque hystérique de joie, je me suis revu préparer mes terrines mythiques et effectivement, tous mes anciens réflexes culinaires sont revenus.

Laurie, 34 ans

J'ai dû expliquer à ma pharmacienne qu'elle pouvait commander cette poudre, elle ne le savait pas. Mais elle est toujours à l'écoute et ça, c'est super. Donc elle a fini par dénicher le fournisseur, et je me procure régulièrement mon flacon d'agar-agar chez elle, c'est très pratique, en achetant les brosses à dents (j'habite un petit village, pas de boutique bio, et je n'aime pas trop commander sur internet). En plus, je me dis qu'un produit vendu en pharmacie, c'est quand même une garantie.

Agar-agar, késako ?

Son nom « agar-agar » vient du malais qui désigne une « gelée obtenue à partir d'algue rouge ». Voilà, c'est exactement ça ! Un gélifiant alimentaire extrait d'une petite algue. Il se présente sous forme de poudre blanche, incolore, inodore et sans saveur, conditionnée en sachets individuels de 1 ou 2 g, ou en pot de plusieurs dizaines voire centaines de grammes par votre pharmacien (utilisation intensive !).

Allergie

Comme l'agar-agar est un aliment qui semble « nouveau » (alors qu'il n'en est rien) et « exotique », il est légitime de se poser la question : peut-il causer des allergies ? Figurez-vous qu'il est précisément consommé depuis très longtemps par des personnes allergiques, et c'est la raison de sa présence en

circuit de boutiques bio et diététiques. Car en cuisine, il peut remplacer dans certaines recettes les œufs, la farine, les liants. Et les personnes allergiques ont ainsi droit aux flans ou à toute autre préparation interdite sans agar-agar ! Les mamans d'enfants allergiques s'échangent des astuces et recettes à base d'agar-agar sur de nombreux forums internet.
Remarque : l'agar-agar est constitué quasi exclusivement de fibres. Contrairement à la gélatine alimentaire (son « concurrent » en cuisine, puisqu'on peut obtenir exactement les mêmes préparations avec l'un et l'autre), essentiellement constituée de protéines, donc potentiellement plus allergisante.

Algues

L'agar-agar est extrait d'une algue, on l'a vu. Mais pour autant, vous n'allez pas vous retrouver avec une liane gluante ou du varech parfumé à l'iode dans votre assiette ! Donc aucune crainte, si vous en aviez : votre agar-agar ne dénature ni le thé, ni le café, ni les fruits, ni aucun aliment auquel vous le mélangerez. Il sait se faire discret bien que redoutablement efficace. Une vraie éminence grise !

Ami(e)s

Avec l'agar-agar, on se fait facilement des ami(e)s. Parce qu'en revisitant complètement certaines préparations traditionnelles, comme l'œuf en gelée ou la crème au chocolat, il les rend non seulement autorisées pendant un régime mais, mieux encore, vivement recommandées ! Résultat, les amis, épatés, sont ravis de venir tester ces petites merveilles chez vous et vous arracher la recette à force de supplications. Avec l'agar-agar, tout devient possible. Même des glaces ultra-light qui… ne fondent pas !

Annie, 45 ans

Ma recette préférée : la crème au cacao Zéro Kilo ! Aussitôt goûtée, aussitôt adoptée. Je l'ai préparée avec du cacao et du miel, ou simplement du bon chocolat noir, sans sucrer. J'en ai fait souvent l'été dernier quand j'invitais des copines au régime, et toutes étaient ravies : enfin un dessert au chocolat, hyperdigeste et rafraîchissant !

Élise, 35 ans

J'avais invité un soir des amis, véritables gourmets, à dîner. Sauf que je n'avais pas le temps de me mettre aux fourneaux pour cuisiner quelque chose de raffiné comme ils aiment... Je venais d'acheter Agar-agar, la nouvelle arme antikilos. *J'ai suivi le principe des 2 g d'agar-agar pour 50 cl de liquide. J'ai attrapé une bouteille de nectar d'abricots, je l'ai fait prendre avec de l'agar-agar, versé dans des ramequins... j'ai démoulé et servi avec une crème anglaise et des amandes effilées autour... ça m'a pris 5 min montre en main et ça me vaut des éloges depuis bientôt 6 mois. Honnêtement ? J'ai dit que je tenais la recette de ma mère, un secret de famille que je ne donnerai jamais.*

B

Boisson magique

C'est la façon la plus simple de profiter des propriétés minceur de l'agar-agar : vous en versez un petit peu dans une boisson chaude, et voilà. Nous vous mettons au défi de faire la différence entre un thé « normal » et un thé « magique ». Une lectrice en a fait une arme fatale et nous a suggéré cette idée : si vous voulez aider votre compagnon à perdre ses poignées d'amour sans lui parler de régime, pourquoi ne pas lui préparer discrètement des « cafés magiques » plutôt que ses expressos habituels ? Un peu perfide, mais à vous de voir. Si c'est pour la bonne cause…

☕ Ma « Boisson Magique »

- Faites bouillir de l'eau. Préparez une tasse de votre boisson habituelle (thé, citron, café, infusion, bouillon, soupe).
- Versez 1 g d'agar-agar dans la tasse de liquide bouillant.
- Mélangez bien et consommez avant que la température de votre préparation redescende à 40°C (gélification).

Buvez une tasse de boisson magique une fois par jour, 10 à 20 minutes avant votre repas principal. Ne vous inquiétez pas : après un aspect temporairement un peu bizarre (poudre blanche et odeur légèrement piquante), votre boisson redeviendra totalement liquide, sa saveur et sa couleur ne seront absolument pas modifiées.

Mais il serait vraiment dommage de ne pas l'essayer dans des préparations plus gourmandes, c'est un ingrédient tellement ludique qu'on le dirait conçu pour amuser les cuisinières les plus maladroites comme les plus habiles, les plus pressées comme les plus patientes, les plus gourmandes comme les plus sensibles à l'esthétique. Vraiment, n'en restez pas au stade de la « boisson magique », même si nous reconnaissons que, nous aussi, c'est ainsi que nous avons débuté dans l'agar-agar !

Boîtes de conserve

Nous sommes d'accord : rien de mieux que le frais, acheté au marché et concocté de ses blanches mains. Mais nous sommes également d'accord : les journées sont si courtes que, parfois, on préfère confier son estomac aux bons soins des petits pois ou des tomates pelées en boîtes, bien pratiques et sans reproche fondé, il faut bien le dire. Par ailleurs, certains aliments sont disponibles exclusivement en conserve (par exemple, les cœurs de palmiers). Voilà pourquoi nos recettes sont délibérément ouvertes à tout ce qui peut nous faciliter la vie, du moment que c'est sain et très bon. Pas de dogmatisme : du pratique, de la minceur, de la santé et du plaisir. Demandez le programme !

Brûler des calories (l'activité physique pour accélérer la perte de poids)

Récapitulons. Lorsqu'on grossit, c'est parce que le total des « entrées » est supérieur à celui des « sorties ». Jusque-là, tout le monde suit. L'agar-agar permet de limiter les entrées, c'est un fait. Mais c'est sûr qu'en augmentant dans le même temps les « sorties », on potentialise ses effets et on accélère la perte de poids. On sait : vous connaissez la chanson. Le couplet sur « l'activité physique anti-kilos », vous le récitez par cœur. Mais bouger, ce n'est pas du tout votre tasse de thé ? Trois arguments chocs pour vous faire changer d'avis :

1. ***Rien ne remplace l'activité physique pour raffermir***, regalber, remettre du muscle là où il en faut, bref : perdre les formes là où elles ne sont pas les bienvenues, mais retrouver un corps souple, ferme et musclé en même temps.
2. ***Plus on est musclé, plus on accélère la perte de poids***. La raison est toute simple : le muscle est une véritable machine à dévorer du sucre, même au repos.
3. ***Un corps musclé brûle beaucoup de calories***, y compris la nuit pendant le sommeil !

Donc, renouer avec l'activité physique est triplement une excellente idée. Notez bien, nous n'avons pas encore mentionné le mot « sport », car ce dernier, même s'il est évidemment chaudement recommandé, n'est en rien obligatoire. Vous pouvez très bien être plus actif physiquement sans pour autant taper dans une balle de squash ni dévaler les pistes de ski.

Maintenant, parlons concrètement. Combien de calories exactement peut-on perdre en se remuant ? Les flâneurs ou bons marcheurs peuvent jeter un œil à « Marche » (p. 34 et 226). Les vrais sportifs se rendent directement à la case « Sport » (p. 42 et 228) pour retrouver l'ambiance des vestiaires.

C

Calories

Vous allez rire, mais l'agar-agar apporte quasiment 0 calorie, 3 par gramme précisément, et encore… on ne les assimile pas, on les élimine ! Mais comme il ne fait pas les choses à moitié, en plus, il coupe la faim et se débrouille pour que l'on mange MOINS calorique. Mary Beth Augustine, diététicienne au Continuum Health Partner (système médical regroupant plusieurs hôpitaux à New York, USA), a calculé que l'agar-agar permettait « d'économiser » jusqu'à 325 calories par jour ! Soit, si l'on s'amuse avec sa calculette, 4 550 sur un programme de 2 semaines !

Calories de quelques aliments courants/portion

Aliment	Calories
1 g d'agar-agar (dans 1 tasse de thé)	3
1 yaourt nature	60
100 g de lentilles cuites	89
100 g de banane	90
2 œufs	146
100 g de frites	300 à 420 (selon recette)
Gaufrette vanille (100 g)	450

Charge glycémique

La charge glycémique (CG) d'un aliment est calculée par rapport à son index glycémique (voir p. 235). Plus elle est haute, plus l'aliment risque de faire grossir. Par exemple, la charge glycémique des frites s'élève à 22 (c'est beaucoup !) contre 2 (c'est très peu !) pour un yaourt nature. Même sans connaître les dessous de la CG, vous voyez bien que le yaourt est... plus de 10 fois préférable ! Nous vous laissons découvrir la CG de l'agar-agar...

Charge glycémique de quelques aliments courants

Aliment	CG (par portion)
Agar-agar	0
Œuf	0
Yaourt nature	2
Lentilles	9
Banane	12
Gaufrette vanille	14
Frites	22

Voyons voir, qu'allez vous choisir en cas de petit creux ? Un en-cas à 3 calories ou… à 420 ? Même le yaourt nature est battu à plates coutures !

Remarque : la CG des œufs est également de 0, comme l'agar-agar, ce qui est idéal. Mais pour évaluer le « coefficient minceur » d'un aliment, il faut prendre en compte à la fois sa CG et sa teneur en calories. Et l'œuf est évidemment plus calorique que l'agar-agar, on l'a vu page précédente !

Pour plus de précisions concernant la CG des aliments, se reporter à notre annexe p. 235 et lire Le Régime CG minceur, Leduc.s éditions.

Coupe-faim

L'agar-agar est constitué à 80 % de fibres. Dans l'estomac, ces dernières se chargent d'eau et de liquide environnant, et gonflent jusqu'à tripler de volume. Voilà le secret : un estomac rempli de « rien » pour une confortable impression de satiété, le tout pour… zéro calorie ou presque !

Cuisson

Pour que « ça fonctionne », autrement dit pour que l'agar-agar déploie pleinement ses propriétés gélifiantes, il doit impérativement monter en température jusqu'à 85°C.

La marche à suivre est simple : il doit être dissous dans le liquide froid ou juste tiède, porté à ébullition puis cuit une à deux minutes tout en étant mélangé constamment. Et c'est en redescendant aux environs de 40°C qu'il va « prendre en masse » : avant il reste complètement liquide, vous ne vous doutez pas de sa présence !

C'est pourquoi votre boisson magique va rester 100 % liquide, à condition de la consommer relativement chaude. Lorsqu'elle tiédira, elle risquera de prendre en « gelée », et vous ne pourrez plus la boire, tout simplement ! On utilise précisément ces formidables propriétés pour préparer des super-flans qui ne bougeront plus.

CV de l'agar-agar *(fiche technique)*

Composition agar-agar*	Pour 100 g **
Calories	335
Index glycémique	15
Charge glycémique	0
Protéines	0,3 g
Lipides	0,1 g
Glucides *** (= fibres solubles)	83,2 g
Calcium	500 mg
Potassium	13 mg
Magnésium	12,3 mg
Fer	5 mg
Phosphore	8,5 mg

** Selon les marques, la composition nutritionnelle peut être légèrement différente.*

*** Quantité habituellement consommée : 2 à 4 g/l de liquide*

**** Vous lisez bien 83,2 g de glucides mais rien à voir avec ceux du pain, des pommes de terre et encore moins des bonbons ! Dans la grande famille des glucides, on trouve aussi les fibres, et c'est ce dont il s'agit pour l'agar-agar…*

La composition nutritionnelle de l'agar-agar n'a rien de surnaturel, c'est juste un aliment tout ce qu'il y a de plus traditionnel dans la culture japonaise, et que nous serions bien avisés d'utiliser plus souvent !

> **Remarque :** ne vous laissez pas impressionner par les teneurs en vitamines et minéraux. Certes l'agar-agar apporte beaucoup de calcium et de fer, par exemple, mais pour autant il n'est pas question de croire que c'est une bonne source vitaminique ou minérale. Rappelons que l'on en avale 1, 2 voire 3 g (maxi par jour). Au regard de cette faible quantité, les apports en vitamines sont minimes pour ne pas dire inexistants, contrairement à ce que l'on peut lire parfois : « l'agar-agar est une bonne source de fer », « il y a autant de calcium dans l'agar-agar que dans les produits laitiers »... bien sûr que non !

D

Diabète

Agar-agar et diabète font-ils bon ménage ? Assurément, et l'étude que nous vous détaillons au point suivant a d'ailleurs été réalisée avec le concours de personnes prédiabétiques ou diabétiques de type 2 (non-insulinodépendants). L'agar-agar aide à perdre du poids parce qu'il coupe l'appétit naturellement, ce qui est déjà un très bon point pour les diabétiques de type 2, généralement en surpoids. C'est souvent précisément en raison de ces kilos en trop qu'ils sont devenus diabétiques, et dans de nombreux cas, le fait de les perdre permet de repasser en « non-diabétique » (à voir avec votre médecin). N'oublions pas que l'agar-agar est avant tout un aliment ultrariche en fibres solubles, et que ces dernières sont les meilleures amies du diabétique !

E

Étude scientifique

Le travail des scientifiques est, entre autres, de vérifier si ce que l'on imagine vrai l'est effectivement. L'agar-agar n'a pas échappé à la règle. À lui de prouver qu'il apportait bien un « plus » par rapport à un régime « classique ». Les résultats d'une étude menée dans cet objectif ont dépassé les espérances ! Près de 80 personnes obèses (avec intolérance au glucose et diabète de type 2) ont été réparties en deux groupes. Le groupe 1 suivait les conseils diététiques habituels, le groupe 2 respectait ces mêmes recommandations ET consommait de l'agar-agar en plus. Résultats au bout de 12 semaines…

	Groupe 1 (diète seule)	Groupe 2 (diète + agar-agar)
Perte de poids	- 1,1 kilo	- 2,8 kilos
IMC*	- 0,5	- 1,1
cholestérol	+ 2,4	- 7,6

* Indice masse corporelle. *Effects of agar (kanten) diet on obese patients with impaired glucose tolerance and type 2 diabetes.* Publié dans : Diabetes, Obesity and Metabolism.

Conclusion des chercheurs : « Le régime agar-agar entraîne une diminution marquée du poids due à la réduction prolongée des apports caloriques, et améliore les paramètres métaboliques. » Autrement dit, non seulement l'agar-agar fait mincir et diminue les apports caloriques, mais en plus il améliore notre santé. Notez que, concernant l'IMC, le groupe 2 (diète + agar-agar) « perd » 1,1 point, soit plus du double par rapport au groupe 1 (diète seule), qui ne « perd » que 0,5. Que de bonnes nouvelles !

Rappel

L'indice de masse corporelle (IMC) détermine notre corpulence selon la formule suivante :

$$\text{IMC} = \text{masse (kg)} \div \text{taille}^2 \text{ (taille en mètre).}$$

Un IMC entre 18,5 et 25 correspond à un poids normal, entre 25 et 30 au surpoids, au-delà de 30 à l'obésité et en deçà de 18,5 à la maigreur.
Exemple : une personne pesant 95 kg et mesurant 1,81 m a un IMC de : 28,9.

$$\text{IMC} = \frac{95 \text{ kg}}{1{,}81 \times 1{,}81} = 28{,}998$$

Pour obtenir votre IMC d'un seul coup d'oeil, reportez-vous en annexe, p. 234.

F

Fibres

Si l'agar-agar fonctionne, en cuisine, globalement comme la gélatine, ces deux aliments diffèrent fondamentalement. La gélatine est presque exclusivement constituée de protéines alors que l'agar-agar, tout en fibres, n'a pas du tout le même mode d'action. Les fibres de l'agar-agar sont considérées comme des « superfibres », éléments nutritionnels dont on commence à beaucoup parler pour leurs extraordinaires propriétés minceur et santé : elles coupent la faim, piègent et éliminent une partie des calories (graisses, sucres), vous le savez déjà. Mais elles participent également à la prévention des problèmes cardiaques et du diabète (capture du cholestérol et des glucides). Portfolio*, le régime alimentaire le plus anticholestérol au monde, obtient ses fabuleux résultats en partie grâce aux aliments riches en « superfibres ». L'agar-agar en fait partie !

Flemme

L'agar-agar est l'ami fidèle des flemmards, le meilleur compagnon des paresseux, celui qui vous pardonne tout. Certes, quand il est entre les mains d'un amoureux des saveurs et des couleurs, il se donne à fond pour l'aider à créer de magnifiques et délicieux mets. Mais il s'adapte aussi aux jours « sans », où l'on manque d'envie, de créativité, de ressort, voire de fruits, de légumes, de tout quoi ! Dans ce cas, il se glisse muettement dans une tasse chaude, joue son rôle d'ingrédient « magique » en attendant des jours meilleurs. Et même comme ça, ça marche !

Catherine, 33 ans

Je suis une fainéante née, alors la cuisine... Mais là, avec l'agar-agar, c'est différent : j'ai découvert qu'on pouvait faire des choses vraiment ultra-faciles et très jolies, sans une once de talent, de

* *Le régime Portfolio*, A. Dufour, I. Delaleu, Leduc.S

temps ni d'énergie. En fait tu mets tout dans une casserole, tu chauffes et après tu verses dans un plat et voilà. C'est l'agar-agar qui fait tout ! J'avoue que ça me va bien.

H

Hommes

Il faut bien reconnaître que génétiquement, la plupart des hommes sont réfractaires à tout régime. Ou ils l'imaginent, ce qui revient au même. Par ailleurs, ils considèrent rarement les fruits et légumes comme comestibles, leur préférant largement les pâtes, frites et autres chips. Pourtant, c'est un euphémisme de dire que parfois, eux aussi pourraient avoir besoin de perdre quelques kilos. En fait, quel que soit le pays considéré, l'IMC des hommes est plus élevé que celui des femmes. Autrement dit ces messieurs ont globalement plus de kilos à perdre que les femmes, à l'échelle planétaire en tout cas !
Pourquoi ne pas les mettre à l'agar-agar ? En plus, ils adorent souvent qu'on leur fasse la cuisine, et certains hommes plébiscitent même l'agar-agar (voyez nos témoignages en début de livre). Par ailleurs, l'utilisation de cette petite poudre magique est si simple que même les célibataires endurcis peuvent en profiter pleinement, sans se décourager avec les calculs de calories et autres méthodes « pour filles ».

Le régime sans régime

Enfin, l'agar-agar permet des préparations aux textures variées et denses, qui rendent les haricots verts et autres quartiers de pamplemousse attrayants aux hommes les plus récalcitrants.

Bref, avec l'agar-agar, ils ont en main un outil génial dont ils rêvaient : le régime sans régime !
Et honnêtement, qui pourrait soupçonner qu'ils ont discrètement versé un petit sachet d'agar-agar dans le café qu'ils boivent, là, en réunion au bureau ? Hé hé…

Cédric, 28 ans

J'avais une bonne dizaine de kilos à perdre. Je crois que je vais y arriver, enfin ! Mon calcul est simple : j'ajoute une petite pincée d'agar-agar à presque tous mes plats (ceux qui cuisent). Et en échange, je ne mange pas de dessert. En gros je remplace mon dessert par de l'agar-agar. Moi qui suis très « sucré », bizarrement, ça ne me manque pas. En revanche le truc c'est de ne pas en prendre du tout (de sucre). Ce qui me gêne un peu, c'est que j'ai moins d'appétit, j'ai moins faim entre les repas. Évidemment je suppose que les filles sont ravies de ce genre d'exploit, mais l'appétit, pour moi, c'est sacré. Donc j'ai moins faim, je mange moins, je maigris. Pas de mystère ! Quand j'aurai atteint mon objectif, j'arrêterai l'agar-agar pour retrouver mes grosses envies de pâtes au gruyère et de crêpes au sucre, c'était quand même sympa !

Laurent, 59 ans

Ma femme m'a soufflé ce conseil : puisque tu ne veux vraiment pas faire de régime (c'est vrai, j'en aurais un peu besoin, mais j'ai horreur des légumes et je n'ai pas une seconde pour faire du sport), essaie au moins de mettre de l'agar-agar dans tes cafés. Après avoir pas mal traîné des pieds (j'adore le café, alors l'idée de mettre des choses bizarroïdes dedans, ça me plaisait moyen), c'est ce que je fais. Je ne sais pas si ça va me faire maigrir, ça me paraît étrange, mais en tout cas je reconnais que ça ne change rien au goût de mon café, donc je veux bien essayer d'en prendre pendant plusieurs semaines pour voir. Elle m'a dit que dans mon cas il faudrait être patient… Je ne sais pas pourquoi ?

Hypoglycémie

L'agar-agar aide à réguler la glycémie (taux de sucre dans le sang), une bénédiction pour toutes les personnes qui souffrent d'hypoglycémies et de fringales, qu'elles soient diabétiques ou non. En plus, dans l'estomac, ses géniales fibres capturent une partie des sucres alimentaires. On ne peut pas rêver mieux ! Un moyen naturel, simple et sans effort pour enfin se débarrasser de ces insupportables « creux à l'estomac » qui surgissent sournoisement, vous obligeant à courir à la boulangerie du coin pour dévaliser le stock de pains au chocolat.

I

Index glycémique

L'index glycémique (IG) indique – entre autres - la capacité d'un aliment à « faire grossir » ou non. Plus l'index glycémique d'un aliment est élevé, plus il risque de « faire grossir ». À l'inverse, un IG bas récompense un aliment qui cale l'appétit pendant un bon moment tout en empêchant les fringales, donc qui aide à prendre soin de sa silhouette.

IG 15

Le curseur « index glycémique » se situe entre 0 (aide à maigrir) et 100 (favorise le surpoids). L'agar-agar est à 15, ce qui en fait un aliment à IG extrêmement faible, donc antikilos.

Nous en parlons beaucoup depuis quelques années car l'IG vient compléter les calories pour nous aider à mieux choisir nos aliments.

Faible apport calorique + index glycémique bas = aliment minceur presque garanti.

C'est exactement le cas avec l'agar-agar, qui présente un index glycémique ridiculement bas, pour un total calorique tout aussi minuscule.

IG de quelques aliments courants

Aliment	IG
Œuf	0 (mais beaucoup de calories !)
Agar-agar	15
Lentilles	22
Yaourt nature	30
Banane	60
Frites	75
Gaufrette vanille	77

J

Japon

L'alimentation traditionnelle des Japonais ressemble à un vrai petit catalogue minceur ! Certes, de nombreux aliments ne sont pas adaptés à nos palais occidentaux. Mais quelques-uns, tel l'agar-agar, font exception à la règle. Profitons-en !

Stéphanie, 53 ans

J'ai une sœur qui habite Tokyo. Tous les ans, elle fait une « cure d'agar-agar » pour perdre quelques kilos et tous les ans, ça marche. Je ne comprends pas pourquoi ce n'était pas encore arrivé jusque chez nous. C'est chose faite, et tant mieux !

K

Kilos en moins

C'est toujours la grande question. Combien de kilos peut-on espérer perdre avec le programme agar-agar ? Il est impossible de répondre précisément car tout dépend de votre taille, de votre poids, de votre IMC (voir p. 234), de votre métabolisme, de votre niveau d'activité physique, du programme que vous allez choisir... Bref, une multitude de paramètres entrent en ligne de compte. Mais en moyenne, vous pouvez espérer perdre 1 à 2 kilos si vous optez pour le programme 1 : Agar-agar boisson magique... beaucoup plus si vous modifiez votre alimentation et vous mettez au sport, ou en tout cas brûlez des « MET » (voir annexe p. 232) !

M

Manger moins (sans avoir faim)

Voilà clairement l'une des promesses tenues par l'agar-agar. Oui, vous allez manger moins et non vous n'aurez pas faim. Quelques personnes gourmandes nous ont même dit qu'elles trouvaient « bizarre » cette baisse d'appétit, elles qui auraient dévoré un wagon de marchandises, elles semblaient presque gênées de cette victoire sur leur estomac ! Bien évidemment, dès que vous « arrêterez l'agar-agar », vous retrouverez vos sensations physiologiques naturelles. Sauf qu'entre temps vous aurez appris à mieux manger et, idéalement, à éliminer davantage de sucre en brûlant quelques MET supplémentaires par jour, ce qui vous permettra de mieux équilibrer votre taux de sucre sanguin. Donc d'avoir moins faim. CQFD !

Cécile, 54 ans

Honnêtement, j'y croyais moyen, je veux dire que je ne voyais pas trop comment quelques pincées de poudre pouvaient bloquer mon appétit. Un soir, pour essayer, j'ai mis de l'agar-agar dans une brique de soupe, j'ai fait chauffer le tout et j'ai mangé seulement ça au dîner. Incroyable. Non seulement je n'ai pas eu faim dans la soirée (habituellement je mange toujours quelque chose vers minuit, par exemple un petit sandwich au chèvre et un fruit). Là, pas du tout faim. Et le lendemain matin, alors que je dévore père et mère au petit déjeuner, là, rien de rien : toujours pas faim ! C'est au point que je me suis un peu inquiétée « et si je n'avais plus jamais faim ?». Mais non, c'est revenu tout doucement dans la matinée et, au déjeuner, j'ai mangé normalement (sans plus). Inutile de vous dire que j'ai recommencé comme ça tous les soirs de la semaine, et j'ai vraiment fondu en 10 jours.

Forcément je mangeais tellement moins ! Je vais recommencer à chaque fois que j'aurai besoin de perdre un peu de poids. Et je ne suis pas trop cuisinière donc je n'ai essayé aucune des recettes mais peut-être devrais-je m'y mettre…

Marcher (1 calorie à pied, ça use, ça use…)

Marcher, c'est maigrir un peu… Mais oui ! Si vous aimez marcher, tant mieux. C'est une activité physique idéale, gratuite, accessible à tous, que l'on peut faire n'importe où, sans équipement particulier. Tous les 20 pas, nous brûlons approximativement 1 calorie.
Voici quelques repères pour les gourmands…

L'aliment fatal	L'équivalent en nombre de pas
1 biscuit	400 pas
10 frites	2 000 pas
1 barre de chocolat	5 340 pas
1 part de pizza	6 900 pas
1 hamburger + soda	35 080 pas (rajoutez les frites + haut, pour un menu complet au fast-food !)

Comprenons-nous bien : pendant les 2 semaines du programme minceur agar-agar, il n'est pas question de frites ni de pizza. Vous ne gardez que la colonne de droite, à savoir… les pas ! Ce petit tableau est là pour « après », quand vous aurez fini votre programme minceur, afin de ne pas reprendre les kilos perdus. À chaque écart, hop, une balade en ville ou dans la verte nature ! Si le « débit » de pas devient vraiment faramineux, passez au module « sport » : vous verrez, les calories brûlent plus vite (p. 42) !

N

Naturel

Il n'y a pas plus naturel que l'agar-agar. C'est de l'algue séchée et pulvérisée, rien d'autre on vous dit !

Marie-France, 42 ans

Ça fait du bien de trouver quelque chose de naturel, vraiment efficace, pas cher et facile à utiliser. Dans le marché minceur, il y a tellement de produits fous, scandaleusement chers et totalement inactifs, peut-être même dangereux ? Là, le côté « alimentation traditionnelle des Japonais depuis des milliers d'années » me rassure. Je trouve que l'agar-agar, c'est une façon pleine de bon sens de perdre du poids. On ne marche pas sur la tête.

Nul en cuisine

Nous voudrions rassurer immédiatement ceux qui imaginent être nuls en cuisine (de même que ceux qui le sont réellement). Si ce n'est pas le cas de la créatrice des recettes de ce livre, c'est celui de sa co-auteur, aussi gourmande qu'empotée avec sa batterie de casseroles. Toutes les recettes de ce programme sont réellement à la portée de n'importe qui et adaptées à nos emplois du temps parfois surchargés. Nous les avons évidemment toutes testées, en temps réel, avec des conditions de vie probablement comparables aux vôtres, soit disposant de quelques minutes à peine pour préparer un repas dans une cuisine XXS avec un évier grand comme un demi-mouchoir de poche. N'ayez aucune crainte, même ainsi, c'est vraiment facile !

Anne, 36 ans

Je suis assez nulle en cuisine. Non que je n'aime pas ça (j'adore manger, chez moi la gourmandise n'est plus un péché, elle a atteint depuis longtemps le stade de la maladie), et en plus j'ai pas mal d'idées, bon, très modestes mais quand même. Je me suis dit « agar-agar, ça a l'air inratable ce truc». Et j'ai essayé de faire un flan à la pomme, avec du jus de pomme et de l'agar-agar. Pas compliqué, il suffisait juste de faire bouillir 1 ou 2 minutes, et c'est tout ! Eh bien figurez-vous que j'ai raté. La pomme n'a pas pris, ou j'ai pas su faire quelque chose (quoi ?), en tout cas fiasco. C'est un peu déprimant de se dire que n'importe qui parvient à faire des recettes un peu sympas avec cet ingrédient, sauf moi. Comme je sais bien que je ne suis pas douée, j'ai voulu donner une deuxième chance au produit. J'ai préparé un flan avec de l'huile essentielle de lavande. Succès total ! Depuis, je fais régulièrement des desserts à l'agar-agar, ça me permet de manger sucré sans culpabiliser.

Lionel, 29 ans

Mon frère est cuisinier dans un grand restaurant. C'est drôle parce que tous ces ingrédients, il les connaît, il les utilise tous les jours ! Alors que quand tu dis à quelqu'un dans la rue : « Vous connaissez l'agar-agar ? », la réponse est presque toujours « l'aga quoi ? ». Bref, ce qui nous semble bizarre est en fait tout à fait normal pour d'autres. Du coup j'ai appris à l'utiliser moi aussi, mais je ne suis pas cuisinier dans l'âme.

P

Paix des ménages

L'agar-agar possède un capital sympathie indiscutable, lié en grande partie à sa modestie. C'est simple, grâce à lui, vous réussissez toute préparation sucrée ou salée, avec un brio que vous n'auriez même jamais osé imaginer ! Résultat, à lui les efforts (il fait tout : il gélifie, il lie, il cale… !) et… à vous les lauriers ! Dans le même registre, il permet de revisiter de fond en comble votre registre de cuisine quotidienne et de proposer à l'amour de votre vie plein de « nouveautés » dont il ne vous aurait jamais crue capable. Ou comment surveiller le poids de toute la famille sans en avoir l'air, en s'amusant et en se faisant plaisir !

Marie-Anne, 50 ans

Dire qu'il aura fallu attendre que je fête mes 50 ans pour pouvoir faire manger des fruits et légumes à mon mari ! Comme beaucoup d'hommes, il n'est pas très amateur de verdure. Et comme il a encore plus horreur de tout ce qui est additifs, graisses et sel cachés, bref, produits tout préparés, j'avais un peu fait une croix sur les végétaux, sauf les pommes de terre bien sûr… Les femmes qui me lisent comprendront. Mais présentés comme ça, en terrines, verrines ou mousses, il aime ! Il sait que c'est moi qui ai préparé, que je ne mets que des bonnes choses dedans, et du coup il explique à tous nos amis « comment j'ai découvert cette chose magique et comment nous resterons mariés pour la vie grâce à ça ». Il est très blagueur, mais n'empêche, c'est valorisant de passer pour une reine des fourneaux alors que franchement, c'est un jeu d'enfant !

Point bilan

Avant de commencer votre « programme agar-agar en 2 semaines », nous vous inviterons à remplir un petit « point » tout simple. Le but est de comparer avec vos propres réponses, en milieu et en fin de programme, afin de constater par vous-même vos résultats, vos difficultés, vos points « forts ».
Ne trichez pas, essayez de répondre le plus précisément aux questions. Ce petit exercice est très salutaire pour évaluer son rapport avec la nourriture, mettre le doigt sur de grosses « bêtises » que nous pouvons tous faire (par exemple, manger sous le coup de la colère, ou multiplier les apéritifs avec les collègues), afin de se recadrer.
Et chaque soir, prenez 30 secondes pour faire un petit « point » de la journée. C'est comme un journal intime : personnel, précieux, c'est un bon « baromètre » et un excellent « observateur », qui évaluera au jour le jour les accidents de parcours, points faibles et autres petites victoires du quotidien. Un programme minceur s'insère dans la vie quotidienne, l'influence et est influencée par elle. C'est normal ! Vous avez fait un écart ? Ce n'est pas si grave, vous ferez mieux demain !

Programmes agar-agar (remarques générales)

Voici quelques remarques valables quel que soit le programme « agar-agar » choisi. Lisez bien ces lignes avant de commencer !

- ***Vous pouvez consommer jusqu'à 3 boissons magiques/jour.*** MAXIMUM ! Sinon, gare aux effets laxatifs... Répartissez-les judicieusement !
- ***Adaptez le programme à votre rythme,*** à vos besoins et à vos habitudes. Ce n'est pas à vous de vous plier à un

cadre qui ne vous conviendrait pas. Par exemple, si le midi vous mangez peu et que vous n'avez habituellement pas faim, inutile de prendre une boisson magique juste avant le déjeuner. Gardez-la précieusement pour plus tard, par exemple vers 16 h et/ou juste avant le dîner.

- ***Ne vous forcez pas.*** Il est fort possible qu'en fin de repas, vous n'ayez plus faim pour votre fruit (ou votre dessert). Vous le mangerez peut-être plus tard, en cas de « petit creux ». Ou pas !
- ***Dès le petit déjeuner, nous vous proposons du thé vert,*** boisson minceur par excellence. Vous pouvez évidemment en boire d'autres tasses dans la journée (ne dépassez pas 3), surtout si c'est votre support à « boisson magique » ! Mais si vous avez des problèmes pour dormir, attention : souvenez-vous qu'il y a de la caféine dans le thé vert, même si elle est plus « douce » que dans le café. Dans votre cas, à éviter après 16 heures !
- ***Si vous préférez le thé Earl Grey*** ou un autre thé noir, pas de problème : vous pouvez en boire à la place (ou en alternance). Dans tous les cas, c'est sans sucre, ni édulcorant, ni lait !
- ***Frais ou surgelés ? C'est vous qui voyez.*** Les légumes (aubergines, brocolis...), les herbes (menthe, romarin, thym), ainsi que les fruits, selon la saison, et pourquoi pas le poisson et même la viande, à votre convenance. Facilitez-vous la vie !
- ***En revanche évitez vraiment tous les plats préparés,*** surtout de type traiteur (salades, lasagnes, moussaka, gratins...), qu'ils soient frais ou surgelés. Par exemple, les « carottes râpées au citron » sont à préparer soi-même,

parce que les carottes râpées qui baignent dans l'huile des barquettes en plastique, c'est non.

- ***Achetez toujours des portions individuelles,*** seule façon de bien maîtriser sa consommation. « Fromages blancs », ça signifie « pots individuels de fromage blanc » et non « méga pot familial » avec le risque de tout avaler dans la soirée, devant la télé. Si pour des raisons économiques ou pratiques vous préférez malgré tout acheter « en gros », d'accord mais à la seule condition que vous maîtrisiez parfaitement les portions. Sinon, on ne répond de rien...
- ***Les menus sont interchangeables.*** Nous sommes partis du principe qu'au déjeuner, vous pouviez très bien manger « dehors », c'est pourquoi nous vous proposons des menus aussi bien réalisables chez soi que disponibles en restauration. Mais si, pour des raisons de commodité, vous préférez préparer le soir ce qui est prévu pour le midi, ne vous gênez pas ! De même, si vous avez horreur des radis, pas la peine de vous forcer : une tomate ou des carottes râpées, c'est bien aussi !

Pour les programmes incluant des recettes à l'agar-agar (programme 2 : Agar-agar dans ma cuisine et programme 3 : Agar-agar remise en forme)

- ***Une recette à l'agar-agar est vraiment ultrarapide à préparer.*** En revanche, il faut un minimum d'organisation car un temps de « prise » au réfrigérateur est nécessaire. Nous vous recommandons de faire la veille (au soir) les recettes que vous dégusterez le lendemain.
- ***Nos recettes sont prévues pour 4 personnes.*** Le plus simple étant de préparer la même chose à manger pour

l'ensemble du foyer. Il ne s'agit pas de dire « tout le monde au régime collectif ! » mais plutôt « tous les menus du programme ont été conçus par deux gourmandes, conscientes que le plaisir est indissociable du bien-manger ». Vos convives, petits ou grands, n'y verront que du feu. Une fois à table, rien ne les empêche de rajouter du fromage ou autres bricoles, ils font bien comme ils veulent. Ce qui n'est pas votre cas, pendant 2 semaines !

- ***Nous sommes parties du principe que le week-end, vous aviez un peu plus de temps à consacrer à la cuisine.*** C'est pourquoi aux jours 7 et 14, le déjeuner ET le dîner intègrent une préparation à l'agar-agar. Du coup, ces jours-là, pas besoin de boisson magique, sauf en cas de creux !
- ***Cuisiner ensemble,*** tranquillement, quand on a un peu plus de temps, c'est encore plus amusant ! Si vous avez des enfants, ils seront ravis de participer à l'élaboration de nos recettes magiques, qui entrent liquides dans le frigo et en ressortent très solides quelques heures plus tard. Ça alors !

S

Sac (à main)

Accessoire indispensable pour être sûre de ne jamais manquer de sachets d'agar-agar. On ne part pas le matin sans ses chaussures, son portable, son sac et son agar-agar. Les hommes peuvent se contenter de glisser discrètement lesdits sachets dans une poche, même de chemisette : 1 sachet de 2 g, ça passe totalement inaperçu !

Seaweed Diet

La « Seaweed Diet », c'est littéralement « le Régime agar-agar » suivi par nombre de femmes japonaises tous les ans, au printemps. Dans ce livre, la Seaweed Diet correspond au programme 1, c'est-à-dire à la boisson magique sans confection d'autres recettes à l'agar-agar.

Sport

On ne va pas vous parler de muscles, de protection cardiaque ou de circulation du sang, mais plutôt de chips et d'éclair au café. Tout de suite, on sent votre intérêt s'éveiller, comme c'est étrange ! Plutôt que de considérer le sport comme une corvée insurmontable, dites-vous que c'est votre passeport pour la gourmandise. Celui qui autorise toutes les fantaisies. Votre ami le plus loyal, en somme. Trêve de bla-bla, les chiffres parlent pour nous.

Vous avez craqué pour…	**Soit…** (en calories)	**Activité nécessaire pour les brûler** (pendant 30 minutes*)
1 paquet de chips (100 g)	570	Jogging (rapide)
1 Monaco (bière + limonade + grenadine)	507	Monter des marches
100 g de chouquettes	427	Vélo d'appartement (rapide)
1 belle brioche (100 g)	386	Handball
1 brownie au chocolat & noix (85 g)	381	Arts martiaux ou step intense

Vous avez craqué pour…	**Soit…** (en calories)	**Activité nécessaire pour les brûler** (pendant 30 minutes*)
1 mille-feuille	320	Foot (match)
1 Bounty (57 g)	270	VTT
1 c. à s. de crème de marron (25 g)	70	Natation
1 éclair (café, chocolat…)	200	Golf (sans chariot), tondre la pelouse
1 croissant	190	Vélo (16 km/heure)
1 cocktail alcoolisé	150	Yoga
10 cacahuètes	100	Vélo (tranquille)
1 brioche (individuelle)	120	Bowling
1 verre de Coca (25 cl)	105	L'amour !
1 apéricube Vache qui Rit	16	De la lecture, calmement
1 boisson magique à l'agar-agar	3	Rien !

* *Calcul pour une personne de 70 kilos. Si vous pesez moins, il faut bouger un peu plus longtemps. Au contraire, si vous pesez plus de 70 kilos, vous pouvez écourter un peu la séance : vous brûlerez plus de calories en moins de temps.*

Remarque : il est hors de question d'envisager ne serait-ce qu'une seule seconde de consommer l'un des aliments de la colonne de gauche (sauf la boisson magique !) durant votre programme minceur agar-agar. C'est pour après, tout ça !

Conseil d'ami : allez vite voir en p. 226 (annexe 1) pour évaluer comment un programme « sérieux » d'activité physique peut faire fondre vos graisses comme neige au soleil.

Surgelés

Qui a dit que la tradition (agar-agar) ne pouvait pas rencontrer la modernité (surgelés) ? Au contraire, ces deux-là ont beaucoup de choses à se raconter, et leur mariage peut aboutir à des merveilles. En plus, leur association ouvre la porte à toute la créativité gourmande qui sommeille en vous… ! Et si j'ai envie de framboises ou de melon en hiver, pourquoi m'en priver, je vous le demande ? Ou s'il me plaît d'utiliser des haricots verts déjà effilés ou des fèves débarrassées de leur peau plutôt que de les éplucher moi-même, qui m'en fera le reproche ? Les fruits et légumes surgelés l'ont été au meilleur de leur forme (les industriels ne sont pas fous, ils achètent quand ça coûte moins cher, donc en pleine saison), et ce mode de conservation, 100 % naturel, permet de préserver toutes les vitamines et minéraux sans ajouter le moindre conservateur. En plus, les surgelés sont souvent très bon marché, surtout en promo : des sacs de 1 kg d'épinards, de haricots verts ou de chou-fleur à 2 €, vous trouverez difficilement moins cher !

T

Temps passé en cuisine

Alors là, facile, une « boisson magique » peut être prête en environ 3 secondes (temps nécessaire pour ouvrir un sachet d'agar-agar calmement, sans fébrilité). Comptez 2 minutes pour confectionner un flan simple. Pour des préparations un peu plus complexes, comme des terrines, le temps passé en cuisine va chercher dans les 10 voire 15 minutes.
Ça devrait aller ?

Mélanie, 32 ans

Je suis dingue de truffes en chocolat, alors quand j'ai découvert qu'il y avait une recette de truffes à l'agar-agar, j'ai été sceptique. Mais vu l'apport calorique de la « vraie » truffe, soit 115 calories pour 1 unité de 20 g, je me suis dit que pouvoir en manger plus souvent sans forcément devenir obèse, voire super-obèse, c'était plutôt tentant. En plus, je ne sais pas si vous avez déjà préparé des truffes mais c'est quand même un peu long et assez facile à rater. Donc, j'ai essayé la recette de la p. 220. Un seul mot : génial. En 3 minutes c'était réellement prêt, j'ai laissé refroidir 2 h dans une terrine et là, miracle. La texture était devenue vraiment très dense, elle ne faisait plus penser à de la gelée comme dans un flan, pas du tout. Presque dure, sauf qu'en bouche, elle a fondu tout de suite. Une vraie expérience sensorielle. Et j'ai retrouvé le goût de mon chocolat préféré. Évidemment, ces truffes à l'agar-agar ne sont pas tout à fait comme les « normales », ne serait-ce que parce qu'elles sont carrées (j'essaierai dans des petits moules ronds ou ovales, pour voir), mais elles sont aussi fortes en chocolat. Pour un apport calorique sans comparaison, sûrement. Et ça ne fait pas du tout « régime ». Très, très étonnant.

V

Végétariens

L'agar-agar est parfaitement adapté aux végétariens puisqu'il s'agit d'un extrait d'algues, 100 % végétal, donc. Ils le savent, et l'apprécient depuis fort longtemps pour leurs préparations sucrées et salées. Ils n'utilisent jamais la gélatine, 100 % d'origine animale !

Votre programme agar-agar personnalisé en 2 semaines

Vous allez confier votre silhouette à l'un ou l'autre de ces programmes minceur. Tous les 3 sont efficaces, même le plus simple ***(programme 1 : Agar-agar boisson magique)*** mais il est évident qu'un programme agar-agar « assidu » ***(programme 2 : Agar-agar dans ma cuisine)*** fonctionnera mieux. Les résultats seront plus spectaculaires encore si vous y ajoutez la composante « sport » ***(programme 3 : Agar-agar remise en forme)***. À vous de voir ! Rien ne vous empêche de recommencer plusieurs fois dans l'année, par exemple après les fêtes de Noël ou une période « chargée » en anniversaires, et de suivre celui qui correspond le mieux à vos besoins et attentes du moment.

Si vous ne savez pas trop quel programme choisir, ce petit test devrait vous aider à décider.

Test : déterminez le meilleur programme pour vous

1 Manger, c'est…
- Ⓐ Une perte de temps
- Ⓑ Un vrai plaisir
- Ⓒ Un moment agréable, de détente, un break

2 Mon boulot est…
- Ⓐ Hyperactif, je bouge toute la journée (profession debout, sportif)
- Ⓑ Normal, pourquoi ?
- Ⓒ Un lieu d'échange et d'épanouissement, même s'il y a forcément des tensions

3 Faire la cuisine…
- Ⓐ Horreur, malheur
- Ⓑ Pourquoi pas mais à condition que les recettes soient rigolotes et originales
- Ⓒ J'adore !

4 Le temps…
- Ⓐ Où ça, du temps ?
- Ⓑ Ben quoi, le temps ?
- Ⓒ Trouver du temps est une question d'organisation

5 Stress…
- Ⓐ Quelqu'un me parle ?
- Ⓑ Non, ça va, je maîtrise
- Ⓒ Il y a des hauts et des bas, c'est comme ça…

6 Mes kilos...
- Ⓐ Quelques-uns à perdre, mais pas tant que ça
- Ⓑ Oui, je dois maigrir mais ça me paraît impossible
- Ⓒ Si je fais le maximum, j'ai confiance : j'aurai perdu d'ici 2 semaines

Test : déterminez le meilleur programme pour vous

7 Le sport...
- Ⓐ Ma devise est la même que celle de Churchill « No sport »
- Ⓑ Faire les soldes, c'est faire du sport ?
- Ⓒ Ouiiiiiiii !

8 Au bureau...
- Ⓐ Je saute régulièrement le déjeuner
- Ⓑ Je vais à la cantine, au self, parfois au japonais
- Ⓒ J'ai plein de déjeuners professionnels et de pots

Vous obtenez une majorité de A :
Clairement, vous êtes formatée pour le programme **1** Agar-agar boisson magique

Vous obtenez une majorité de B :
Nous vous conseillons le programme **2** Agar-agar dans ma cuisine

Vous obtenez une majorité de C :
Lancez-vous dans le programme **3** Agar-agar remise en forme, vous obtiendrez d'excellents résultats.

Le programme 1 :

Agar-agar boisson magique

Vous avez envie de tester l'efficacité de l'agar-agar sans fournir d'autres efforts que celui de vider votre sachet de poudre dans votre tasse de thé. Ce programme est conçu pour vous. C'est le « minimum » pour perdre du poids, la garantie de l'efficacité pour tous ceux qui ne peuvent pas ou ne souhaitent pas « faire plus ». No stress assuré !

Quand même, nous espérons vous donner envie de tester le potentiel gourmand de l'agar-agar, alors ne vous privez pas de jeter un œil aux recettes en dernière partie du livre. Il y en a bien une qui devrait vous motiver...

Votre corps n'est pas une machine

Et si vous n'avez pas une seule petite minute à consacrer à votre silhouette, si vous n'avez ni le temps de vous préparer quelques bons petits plats ou de faire un peu de sport, peut-être y a-t-il un malentendu : votre corps n'est pas une machine que l'on trimbale partout sans le considérer avec un minimum de respect. C'est votre maison, vous en êtes l'unique habitant : si vous n'en prenez pas soin, qui le fera pour vous ? Merci de lui accorder un peu de temps et d'attention, il le mérite très certainement !

Point... de départ

Mon poids *(ex : 80 kilos)* : ....

Mon objectif *(ex : -5 kilos)* : ....

Ma motivation *(ex : rentrer dans mon jean OU être moins molle OU mincir pour me sentir mieux OU arrêter de fumer sans prendre un gramme)* : ....

....

....

Mes points forts *(ex : je suis sportive ; cette fois-ci, je suis vraiment décidée à faire ce qu'il faut pour obtenir des résultats)* : ....

....

....

....

Mes points faibles *(ex : je suis gourmande, j'adore le sucré, j'ai beaucoup de déjeuners professionnels, je craque souvent au moment de l'apéro)* : ....

....

....

....

Mes remarques *(ex : est-ce que je suis prête à aller au bout du programme ? Est-ce que je suis d'accord pour faire plus d'activité physique par jour, même si ça prend un petit peu de temps ? J'ai peur d'avoir faim, j'ai peur que ça ne marche pas. Est-ce que ma famille me suit dans ma démarche ? Etc.)*

....

....

....

....

....

....

....

....

Votre liste de courses semaine 1 à photocopier pour ne rien oublier !

Les listes de courses ne sont là que pour aide-mémoire : nous n'avons pas précisé les quantités car tout dépend si vous vivez seul, à 2, à 8. Eh oui, on mange bien tout cela en 1 semaine !

Rappel

Les légumes, les herbes (basilic, menthe...), le poisson, et pourquoi pas les fruits (hors saison) peuvent être frais ou surgelés, à votre convenance.

Remarque : cette liste comprend la totalité des ingrédients utilisés tout au long de la semaine. Ils y figurent dans l'ordre de leur utilisation. Si vous déjeunez à l'extérieur, rayez ou ignorez les aliments concernés (en gras) !

Viande/œuf/poisson/jambon

- ❑ Œufs (bio de préférence)
- ❑ **Blanc de poulet**
- ❑ Pavé de cabillaud
- ❑ Jambon cuit (découenné, dégraissé, de qualité supérieure)
- ❑ **Sushis** (à acheter le jour même de la consommation, sauf si surgelés)
- ❑ Pavé de saumon
- ❑ **Steak**

- ❑ Brochette de poulet (ou blanc de poulet à débiter en cubes)
- ❑ **Carpaccio de saumon**
- ❑ Escalope de veau
- ❑ Jambon cru
- ❑ Escalope de dinde
- ❑ Escalopes de poulet (au moins 2)
- ❑ **Brochette de bœuf** (ou steak détaillé en cubes)
- ❑ Bacon maigre (facultatif)
- ❑ **Huîtres** (ou autres coquillages, à acheter le dimanche au marché ou restaurant)

Produits laitiers

- ❑ 1 fromage allégé (au choix)
- ❑ Yaourts nature et/ou bifidus
- ❑ **Fromages blancs à 0 %** (pots individuels conseillés)
- ❑ Lait demi-écrémé (ou lait de soja)
- ❑ **Petits-suisses à 0 %**
- ❑ Mozzarella (allégée ou non, facultatif)
- ❑ Carré frais 0 %

Légumes

- ❑ **Tomates**
- ❑ **Haricots verts**
- ❑ Épinards
- ❑ **Concombre**
- ❑ Courgette
- ❑ Mâche
- ❑ Mélange de légumes pour soupe (ou soupe congelée)
- ❑ Mélange de légumes pour ratatouille (ou ratatouille congelée)

- ❑ **Salade verte**
- ❑ Champignons (frais, boîte ou surgelés)
- ❑ Mélange de « petits légumes » (en sachet au rayon salade ou surgelé)
- ❑ Carottes
- ❑ Brocoli
- ❑ **Bouquet de cresson** (ou soupe de cresson surgelée)
- ❑ **Aubergine**
- ❑ Fenouil
- ❑ Radis

Herbes

- ❑ Thym
- ❑ Menthe
- ❑ **Romarin**
- ❑ **Persil**
- ❑ Coriandre

Fruits

- ❑ Clémentine
- ❑ Fruits rouges
- ❑ **Pêche**
- ❑ Citron (ou jus de citron en petite bouteille)
- ❑ Compotes de pomme sans sucre ajouté (à faire soi-même ou en pots individuels, rayon frais ou conserves)
- ❑ Orange
- ❑ **Kiwis**
- ❑ Abricots
- ❑ Pommes (au moins 4)
- ❑ **Ananas** (2 tranches)

- ❑ Fraises
- ❑ Pamplemousse
- ❑ Prunes
- ❑ Framboises

Épicerie

- ❑ Thé vert
- ❑ Haricots rouges en boîte
- ❑ **Fructose**
  (remplace le sucre blanc classique, rayon diététique)
- ❑ Paquet de flocons d'avoine
  (rayon céréales de petit déjeuner)
- ❑ Cannelle moulue
- ❑ Cœurs de palmier
- ❑ Maïs
- ❑ Thon (au naturel)
- ❑ Olives
- ❑ Vermicelles

Autres

- ❑ Pain aux céréales
  (au levain, tranché, exclusivement chez le boulanger)

+

- ❑ Agar-agar (au moins 30 sachets de 2 g, ou 1 pot, pour l'ensemble du programme)

Bon courage !

Lundi • Jour 1

Votre petit déjeuner

- 1 thé vert
- 1 œuf coque
- 1 part de fromage allégé
- 1 clémentine

Pensez à emporter vos sachets d'agar-agar pour la journée ! Hors-saison, n'oubliez pas de faire décongeler les fruits rouges pour le dîner.

½ heure avant le déjeuner

- 1 « boisson magique »

Votre déjeuner

- Tomates « à la croque au poivre »
- 1 blanc de poulet + haricots verts
- 1 pomme râpée + cannelle

Au goûter ou ½ heure avant le dîner

- 1 « boisson magique »

Votre dîner

- Salade de haricots rouges
- 1 pavé de cabillaud + épinards
- 1 yaourt nature
- 1 coupe de fruits rouges

Un petit creux ?

- 1 « boisson magique »

Aujourd'hui...

Le point alimentation :
J'ai eu faim : ❑ Oui ❑ Non

J'ai craqué pour un aliment autre que ceux des menus : ❑ Oui ❑ Non

J'ai sauté un repas : ❑ Oui ❑ Non

J'ai rencontré un problème *(ex : j'ai eu un peu faim dans l'après-midi, il faut que la portion de viande du midi soit plus grosse. Je n'ai pas trouvé mon bonheur à la cantine : demain je prévois mon déjeuner à emporter.)* :

....

....

....

....

....

Remarque générales :
Je suis de bonne humeur : ❑ Oui ❑ Non

Je me sens en forme : ❑ Oui ❑ Non

Autres remarques :

....

....

....

....

....

Hors saison, pensez à faire décongeler les fruits rouges pour demain matin.

Mardi • Jour 2

Votre petit déjeuner

- 1 thé vert
- 2 tranches de jambon cuit
- 1 tranche de pain aux céréales
- 1 coupe de fruits rouges

N'oubliez pas d'emporter vos sachets d'agar-agar pour la journée !

½ heure avant le déjeuner

- 1 « boisson magique »

Votre déjeuner

- 6 sushis
- 1 grande assiette de rondelles de concombre et de tomate (ou, si resto japonais, 1 soupe miso + 1 petit bol de chou blanc)
- 1 pêche

Au goûter ou ½ heure avant le dîner

- 1 « boisson magique »

Votre dîner

- Carottes râpées (au jus de citron)
- Saumon + courgettes au thym
- 1 compote de pomme sans sucre ajouté

Un petit creux ?

- 1 « boisson magique »

Aujourd'hui…

Le point alimentation :

J'ai eu faim : ❑ Oui ❑ Non

J'ai craqué pour un aliment autre que ceux des menus : ❑ Oui ❑ Non

J'ai sauté un repas : ❑ Oui ❑ Non

Remarque générales :

Je suis de bonne humeur : ❑ Oui ❑ Non

Je me sens en forme : ❑ Oui ❑ Non

Autres remarques :

....

....

....

....

....

....

....

....

....

....

....

....

....

....

....

Mercredi • Jour 3

Votre petit déjeuner

- 1 thé vert
- 1 belle part de fromage allégé
- 2 tranches pain aux céréales
- 1 orange

N'oubliez pas vos sachets d'agar-agar pour la journée !

½ heure avant le déjeuner

- 1 « boisson magique »

Votre déjeuner

- 1 steak + tomates provençales
- 1 belle poignée de mâche + jus de citron + sel + poivre
- 1 fromage blanc (sucré au fructose si nécessaire)
- 2 kiwis

Au goûter ou ½ heure avant le dîner

- 1 « boisson magique »

Votre dîner

- Grand bol de soupe de légumes
- Brochettes de poulet + ratatouille
- 2 abricots

Un petit creux ?

- 1 « boisson magique »

Aujourd'hui…

Le point alimentation :

J'ai eu faim : ❑ Oui ❑ Non

J'ai craqué pour un aliment autre que ceux des menus : ❑ Oui ❑ Non

J'ai sauté un repas : ❑ Oui ❑ Non

Remarque générales :

Je suis de bonne humeur : ❑ Oui ❑ Non

Je me sens en forme : ❑ Oui ❑ Non

Autres remarques :

Faites cuire deux pommes ce soir, une pour demain matin, une pour le dîner d'après-demain (15 à 20 minutes à la vapeur, telles quelles, avec un peu de cannelle).

Jeudi • Jour 4

Votre petit déjeuner

- 1 thé vert
- 1 bol de flocons d'avoine au lait demi-écrémé (ou lait de soja) avec un peu de cannelle (fructose facultatif)
- 1 pomme cuite

Pensez à emporter vos sachets d'agar-agar pour la journée !

½ heure avant le déjeuner

- 1 « boisson magique »

Votre déjeuner

- 1 carpaccio de saumon + salade verte
- 2 petits-suisses à 0 % (+ fructose si besoin)
- 2 tranches d'ananas

Au goûter ou ½ heure avant le dîner

- 1 « boisson magique »

Votre dîner

- Cœurs de palmier
- 1 escalope de veau + poêlée de champignons (sans MG)
- 1 coupe de fraises à la menthe

Un petit creux ?

- 1 « boisson magique »

Aujourd'hui…

Le point alimentation :

J'ai eu faim : ❑ Oui ❑ Non

J'ai craqué pour un aliment autre que ceux des menus : ❑ Oui ❑ Non

J'ai sauté un repas : ❑ Oui ❑ Non

Remarque générales :

Je suis de bonne humeur : ❑ Oui ❑ Non

Je me sens en forme : ❑ Oui ❑ Non

Autres remarques :

....

....

....

....

....

....

....

....

....

....

....

....

....

....

....

Vendredi • Jour 5

Votre petit déjeuner

- 1 thé vert
- 2 fines tranches de jambon cru + 1 tranche de mozzarella
- 1 tranche de pain aux céréales
- ½ pamplemousse (gardez l'autre moitié pour demain)

N'oubliez pas vos sachets d'agar-agar pour la journée !

½ heure avant le déjeuner

- 1 « boisson magique »

Votre déjeuner

- Salade de tomates à la ciboulette
- Poêlée de dinde aux petits légumes
- 1 yaourt nature
- 1 dizaine de framboises

Au goûter ou ½ heure avant le dîner

- 1 « boisson magique »

Votre dîner

- Carottes râpées (au jus de citron)
- Escalope de poulet au citron + brocoli
- 1 pomme cuite

Un petit creux ?

- 1 « boisson magique »

Aujourd'hui...

Le point alimentation :

J'ai eu faim : ❑ Oui ❑ Non

J'ai craqué pour un aliment autre que ceux des menus : ❑ Oui ❑ Non

J'ai sauté un repas : ❑ Oui ❑ Non

Remarque générales :

Je suis de bonne humeur : ❑ Oui ❑ Non

Je me sens en forme : ❑ Oui ❑ Non

Autres remarques :

....

....

....

....

....

....

....

....

....

....

....

....

....

....

....

Hors saison, pensez à décongeler les fruits rouges pour demain midi.

Samedi • Jour 6

Votre petit déjeuner

- 1 thé vert
- 1 Carré frais 0 % + pain aux céréales
- ½ pamplemousse (il vous reste une moitié d'hier)

Et les sachets d'agar-agar pour la journée, ils sont où ? Dans votre sac !

½ heure avant le déjeuner

- 1 « boisson magique »

Votre déjeuner

- 1 potage au cresson
- 1 brochette de bœuf au romarin + aubergines et tomates
- 1 coupe de fruits rouges

Au goûter ou ½ heure avant le dîner

- 1 « boisson magique »

Votre dîner

- 1 grande salade complète (salade verte, maïs, thon, olives, cubes de fenouil, radis…)
- 2 petits-suisses à 0 %
- 2 prunes

Un petit creux ?

- 1 « boisson magique »

Aujourd'hui...

Le point alimentation :

J'ai eu faim : ❑ Oui ❑ Non

J'ai craqué pour un aliment autre que ceux des menus : ❑ Oui ❑ Non

J'ai sauté un repas : ❑ Oui ❑ Non

Remarque générales :

Je suis de bonne humeur : ❑ Oui ❑ Non

Je me sens en forme : ❑ Oui ❑ Non

Autres remarques :

....

....

....

....

....

....

....

....

....

....

....

....

....

....

....

Dimanche • Jour 7

Votre petit déjeuner

- 1 thé vert
- 2 œufs brouillés (+ bacon maigre grillé, facultatif)
- 1 fromage blanc + morceaux de fruits

Pensez à vos sachets d'agar-agar pour la journée !

½ heure avant le déjeuner

- 1 « boisson magique »

Votre déjeuner

- 12 huîtres (ou équivalent coquillages)
- 1 tranche de pain aux céréales
- 1 grande assiette de haricots verts en salade (citron, persil)
- 3 clémentines

Au goûter ou ½ heure avant le dîner

- 1 « boisson magique »

Votre dîner

- 1 soupe repas (blanc de poulet vapeur, vermicelles, coriandre)
- 2 petits-suisses 0 % + fructose (si besoin)
- 1 petite barquette de framboises

Un petit creux ?

- 1 « boisson magique »

Aujourd'hui…

Le point alimentation :
J'ai eu faim : ❑ Oui ❑ Non

J'ai craqué pour un aliment autre que ceux des menus : ❑ Oui ❑ Non

J'ai sauté un repas : ❑ Oui ❑ Non

Remarque générales :
Je suis de bonne humeur : ❑ Oui ❑ Non

Je me sens en forme : ❑ Oui ❑ Non

Autres remarques :

Et si vous faisiez cuire vapeur 2 jolies pommes pour les jours à venir ?

Nous voici arrivés au milieu de votre programme minceur Agar-agar boisson magique. Tout va bien ? Alors on continue !

Point ... de « milieu de programe »

Mon poids : ....

Mon objectif : ....

Ma motivation (toujours aussi forte ?) : ....

....

....

Mes points forts (toujours les mêmes ?) : ....

....

....

....

Mes points faibles (ça va mieux ?) : ....

....

....

....

Mes remarques :

....

....

....

....

....

....

....

....

....

Votre liste de courses semaine 2 à photocopier pour ne rien oublier !

Une petite virée au supermarché ne serait pas de refus, pour renflouer les stocks. En voiture Simone !

Rappel

Vérifiez qu'il vous reste suffisamment de thé vert, de jus de citron (ou citron), de lait, de cannelle... et d'agar-agar bien sûr !

Viande/œuf/poisson/jambon

- ❑ **Pavé de boeuf**
- ❑ Cocktail de la mer (mélange calmars, moules, poisson..., en surgelé c'est + pratique)
- ❑ Jambon cuit (comme la première semaine)
- ❑ Magret de canard
- ❑ **Filet de haddock**
- ❑ Escalope de dinde
- ❑ **Filet de porc**
- ❑ Cuisse de pintade
- ❑ **Lapin**
- ❑ Noix de pétoncles
- ❑ **Escalope de veau**

Produits laitiers

- ❑ Yaourts bifidus nature (mais il vous en reste peut-être ?)
- ❑ Fromage blanc à 0 % (idem)
- ❑ Lait demi-écrémé (ou de soja)

- ❑ **Roquefort**
- ❑ Fromage allégé (il vous en reste, non ?)
- ❑ Beurre
- ❑ Carré frais 0 % (il vous en reste forcément ?)

Légumes

- ❑ **Radis**
- ❑ **Brocoli**
- ❑ **Endive**
- ❑ **Courgette**
- ❑ **Sachet mélange crudités**
  (rayon frais, ou mélange à composer soi-même)
- ❑ **Haricots verts**
- ❑ Echalotes
- ❑ **Fèves**
- ❑ Mâche
- ❑ **Oignon**
- ❑ **Légumes pour gaspacho**
  (ou déjà prêt, brick rayon frais ou surgelé)
- ❑ **Chou-fleur** (pour gratin)
- ❑ Chou blanc
- ❑ **Endive**
- ❑ **Champignons** (frais, boîte ou surgelés)
- ❑ Mélange pour soupe de légumes
- ❑ **Tomates**

Herbes

- ❑ Fines herbes (mélange)

Fruits

- ❑ Nectarine

- ❑ Poires
- ❑ Pommes
- ❑ **Quelques noix**
- ❑ Banane
- ❑ Mangue
- ❑ Fruits rouges
- ❑ **Citron**
- ❑ Orange
- ❑ Pamplemousse
- ❑ **Pêche**
- ❑ **Compote de pomme sans sucre ajouté**

Épicerie

- ❑ Muesli
- ❑ Soupe de poisson (fraîche, boîte ou surgelée)
- ❑ Pois chiches (1 boîte)
- ❑ Confiture allégée (au choix ou faites vous-même notre confiture « ultra-régime » ultra-bonne, p. 207 !)
- ❑ Curry en poudre
- ❑ Riz basmati
- ❑ **Spaghettis** (complets recommandés)
- ❑ **Sauce tomate au naturel** (facultatif)
- ❑ **Moutarde** (classique, non « sucrée »)
- ❑ Cumin moulu
- ❑ **Riz complet**
- ❑ Quinoa (pour mettre dans le potage)
- ❑ Lentilles (pour mettre dans le potage)

Autres

- ❑ Pain aux céréales (au levain, tranché, exclusivement chez le boulanger)

Lundi • Jour 8

Votre petit déjeuner

- 1 thé vert
- Muesli + lait demi-écrémé (ou lait de soja)
- 1 nectarine

Sachets d'agar-agar dans le sac, SVP !

½ heure avant le déjeuner

- 1 « boisson magique »

Votre déjeuner

- Radis à la croque (sans beurre !)
- Pavé au poivre + brocoli vapeur
- 1 poire

Au goûter ou ½ heure avant le dîner

- 1 « boisson magique »

Votre dîner

- Cocktail de la mer + purée de potiron
- 1 yaourt au bifidus nature
- Pomme cuite (cannelle)

Un petit creux ?

- 1 « boisson magique »

Aujourd'hui...

Le point alimentation :

J'ai eu faim : ❏ Oui ❏ Non

J'ai craqué pour un aliment autre que ceux des menus : ❏ Oui ❏ Non

J'ai sauté un repas : ❏ Oui ❏ Non

Remarque générales :

Je suis de bonne humeur : ❏ Oui ❏ Non

Je me sens en forme : ❏ Oui ❏ Non

Autres remarques :

....

....

....

....

....

....

....

....

....

....

....

....

....

....

....

Mardi • Jour 9

Votre petit déjeuner
- 1 thé vert
- 2 tranches de jambon cuit
- 1 tranche de pain aux céréales
- 1 ramequin de fromage blanc à la cannelle

N'oubliez pas vos sachets d'agar-agar pour la journée !

½ heure avant le déjeuner
- 1 « boisson magique »

Votre déjeuner
- Endive au roquefort et noix
- Courgettes vapeur aux fines herbes + 1 tranche de jambon
- 1 tranche de pain aux céréales

Au goûter ou ½ heure avant le dîner
- 1 « boisson magique »

Votre dîner
- Soupe de poisson nature
- 2 tranches de pain aux céréales
- 1 yaourt au bifidus
- Banane chaude à la poêle, cannelle

Un petit creux ?
- 1 « boisson magique »

Aujourd'hui...

Le point alimentation :
J'ai eu faim : ❑ Oui ❑ Non

J'ai craqué pour un aliment autre que ceux des menus : ❑ Oui ❑ Non

J'ai sauté un repas : ❑ Oui ❑ Non

Remarque générales :
Je suis de bonne humeur : ❑ Oui ❑ Non

Je me sens en forme : ❑ Oui ❑ Non

Autres remarques :

Mercredi • Jour 10

Votre petit déjeuner

- 1 thé vert
- 1 belle part de fromage allégé
- 1 tranche de pain aux céréales
- 1 poire

Les sachets d'agar-agar, comme d'habitude…

½ heure avant le déjeuner

- 1 « boisson magique »

Votre déjeuner

- Crudités (au jus de citron)
- Magret de canard + haricots verts
- 1 Yaourt au bifidus nature

Au goûter ou ½ heure avant le dîner

- 1 « boisson magique »

Votre dîner

- Salade de pois chiches sauce yaourt et échalotes
- 2 tranches de jambon cuit
- 1/2 mangue

Un petit creux ?

- 1 « boisson magique »

Aujourd'hui...

Le point alimentation :

J'ai eu faim : ❑ Oui ❑ Non

J'ai craqué pour un aliment autre que ceux des menus : ❑ Oui ❑ Non

J'ai sauté un repas : ❑ Oui ❑ Non

Remarque générales :

Je suis de bonne humeur : ❑ Oui ❑ Non

Je me sens en forme : ❑ Oui ❑ Non

Autres remarques :

....

....

....

....

....

....

....

....

....

....

....

....

....

....

....

Jeudi • Jour 11

Votre petit déjeuner

- 1 thé vert
- 2 ou 3 tranches de pain aux céréales, beurre, confiture allégée
- 1/2 mangue

Vous partez pour la journée ? Jamais sans vos sachets !

½ heure avant le déjeuner

- 1 « boisson magique »

Votre déjeuner

- Salade de tomates à la ciboulette
- Filet de haddock aux fèves
- Yaourt au bifidus nature

Au goûter ou ½ heure avant le dîner

- 1 « boisson magique »

Votre dîner

- Salade de mâche aux échalotes
- Escalope de dinde grillée + curry + riz basmati
- Carpaccio de poire saupoudré de cannelle

Un petit creux ?

- 1 « boisson magique »

Aujourd'hui...

Le point alimentation :
J'ai eu faim : ❑ Oui ❑ Non

J'ai craqué pour un aliment autre que ceux des menus : ❑ Oui ❑ Non

J'ai sauté un repas : ❑ Oui ❑ Non

Remarque générales :
Je suis de bonne humeur : ❑ Oui ❑ Non

Je me sens en forme : ❑ Oui ❑ Non

Autres remarques :

....

....

....

....

....

....

....

....

....

....

....

....

....

....

....

Hors saison, pensez à décongeler les fruits rouges pour demain matin.

Vendredi • Jour 12

Votre petit déjeuner

- 1 thé vert
- 1 bol de flocons d'avoine au lait (ou lait de soja) avec un peu de cannelle (fructose facultatif)
- 1 ramequin de fruits rouges

N'oubliez pas d'emporter vos sachets d'agar-agar pour la journée !

½ heure avant le déjeuner

- 1 « boisson magique »

Votre déjeuner

- Filet de porc au citron et oignons
- Spaghettis *al dente* à la sauce tomate
- 1 yaourt au bifidus nature

Au goûter ou ½ heure avant le dîner

- 1 « boisson magique »

Votre dîner

- Carottes râpées (jus de citron)
- Pintade aux pommes
- Salade d'orange à la menthe

Un petit creux ?

- 1 « boisson magique »

Aujourd'hui...

Le point alimentation :

J'ai eu faim : ❑ Oui ❑ Non

J'ai craqué pour un aliment autre que ceux des menus : ❑ Oui ❑ Non

J'ai sauté un repas : ❑ Oui ❑ Non

Remarque générales :

Je suis de bonne humeur : ❑ Oui ❑ Non

Je me sens en forme : ❑ Oui ❑ Non

Autres remarques :

Hors saison, pensez à décongeler les fruits rouges pour demain soir.

Samedi • Jour 13

Votre petit déjeuner

- 1 thé vert
- 1 tranche de jambon cuit
- 1 tranche de pain aux céréales
- 1 Carré frais 0 %
- ½ pamplemousse (gardez la moitié pour demain)

Les sachets, les sachets…

½ heure avant le déjeuner

- 1 « boisson magique »

Votre déjeuner

- Gaspacho
- Lapin à la moutarde + gratin de chou-fleur
- 1 pêche

Au goûter ou ½ heure avant le dîner

- 1 « boisson magique »

Votre dîner

- Grosse salade de chou blanc râpé aux noix de pétoncles et cumin
- Fromage blanc + fruits rouges

Un petit creux ?

- 1 « boisson magique »

Aujourd'hui...

Le point alimentation :
J'ai eu faim : ❏ Oui ❏ Non

J'ai craqué pour un aliment autre que ceux des menus : ❏ Oui ❏ Non

J'ai sauté un repas : ❏ Oui ❏ Non

Remarque générales :
Je suis de bonne humeur : ❏ Oui ❏ Non

Je me sens en forme : ❏ Oui ❏ Non

Autres remarques :

....

....

....

....

....

....

....

....

....

....

....

....

....

....

....

Dimanche • Jour 14

Votre petit déjeuner

- 1 thé vert
- Muesli + lait écrémé (ou lait de soja)
- ½ pamplemousse (il vous reste la moitié d'hier)

C'est la dernière fois qu'on vous embête avec ça : vos sachets d'agar-agar pour la journée, dans le sac SVP ! Ça va ? Ce n'était pas trop lourd à porter ?

½ heure avant le déjeuner

- 1 « boisson magique »

Votre déjeuner

- Salade d'endives
- Escalope de veau + champignons + riz complet
- Compote de pomme sans sucre ajouté

Au goûter ou ½ heure avant le dîner

- 1 « boisson magique »

Votre dîner

- Grande soupe de légumes agrémentée de lentilles ou de quinoa (2 c. à s. avant cuisson)
- 1 ou 2 tranches de jambon
- 1 pêche

Un petit creux ?

- 1 « boisson magique »

Aujourd'hui...

Le point alimentation :

J'ai eu faim : ❑ Oui ❑ Non

J'ai craqué pour un aliment autre que ceux des menus : ❑ Oui ❑ Non

J'ai sauté un repas : ❑ Oui ❑ Non

Remarque générales :

Je suis de bonne humeur : ❑ Oui ❑ Non

Je me sens en forme : ❑ Oui ❑ Non

Autres remarques :

....

....

....

....

....

....

....

....

....

....

....

....

....

....

....

Ligne d'arrivée

Mon poids : ....

Mon objectif (atteint ?) : ....

Mes remarques :

Le programme 2 : Agar-agar dans ma cuisine

Vous avez choisi le programme le plus gourmand, et personne ne peut vous en blâmer ! Entre nous, c'est aussi de cette façon que nous avons le mieux profité de toutes les possibilités de l'agar-agar. Nous sommes heureuses de vous faire partager nos découvertes.

Même si vous n'avez pas opté pour le programme 3 (Agar-agar remise en forme), nous sommes d'accord que rien, absolument rien ne vous empêche de marcher un peu plus que d'habitude, voire de vous essayer comme ça, juste une fois, à l'un des exercices (gym) proposés p. 130 et 156.

La règle de base : se faire plaisir

Non on ne vous force pas du tout la main, c'est juste pour vous dire que se faire plaisir en mangeant des bonnes choses, c'est bien, mais qu'il existe aussi d'autres moyens associés de prendre soin de sa ligne, et qu'eux aussi peuvent devenir un vrai plaisir. En tout cas, ceux qui s'y adonnent ne lâcheraient pas leurs baskets ni leur tapis de gym pour un empire. Il y a une raison, ils ne sont pas tous masochistes, contrairement à ce que certains ont parfois l'air de penser !

Point... de départ

Mon poids *(ex : 80 kilos)* : ....

Mon objectif *(ex : -5 kilos)* : ....

Ma motivation *(ex : rentrer dans mon jean OU être moins molle OU mincir pour me sentir mieux OU arrêter de fumer sans prendre un gramme)* : ....

....

....

Mes points forts *(ex : je suis sportive ; cette fois-ci, je suis vraiment décidée à faire ce qu'il faut pour obtenir des résultats)* : ....

....

....

....

Mes points faibles *(ex : je suis gourmande, j'adore le sucré, j'ai beaucoup de déjeuners professionnels, je craque souvent au moment de l'apéro)* : ....

....

....

....

Mes remarques *(ex : est-ce que je suis prête à aller au bout du programme ? Est-ce que je suis d'accord pour faire plus d'activité physique par jour, même si ça prend un petit peu de temps ? J'ai peur d'avoir faim, j'ai peur que ça ne marche pas. Est-ce que ma famille me suit dans ma démarche ? Etc.)*

....

....

....

....

....

....

....

....

....

Remarque :

1 Tous les plats indiqués en gras renvoient à des recettes à l'agar-agar, vous les retrouverez en fin d'ouvrage.

2 N'oubliez pas de les préparer la veille, pour leur laisser le temps de bien gélifier au réfrigérateur. Donc, tous les soirs, après le dîner, par exemple, prenez quelques minutes pour confectionner ce que vous mangerez le lendemain. Par exemple, la veille du jour 1, vous attaquez par les croquants de betterave. Bon appétit !

Votre liste de courses semaine 1 à photocopier pour ne rien oublier !

Les listes de courses ne sont là que pour aide-mémoire : nous n'avons pas précisé les quantités car tout dépend si vous vivez seul, à 2, à 8. Eh oui, on mange bien tout cela en 1 semaine !

Rappel

Les légumes, les herbes (basilic, menthe...), le poisson, et pourquoi pas les fruits (hors saison) peuvent être frais ou surgelés, à votre convenance.

Remarque : cette liste comprend la totalité des ingrédients utilisés tout au long de la semaine. Ils y figurent dans l'ordre de leur utilisation. Si vous déjeunez à l'extérieur, rayez ou ignorez les aliments concernés (en gras) !

Viande/œuf/poisson/jambon

- ❑ Filet de cabillaud
- ❑ Œufs bio
- ❑ **Steak haché 5 % MG**
- ❑ Maquereau (frais ou en boîte, au vin blanc)
- ❑ Jambon cuit
- ❑ Filet mignon
- ❑ Bacon maigre (filets)
- ❑ Brochette de bœuf (ou steak à détailler en cubes)
- ❑ Crevettes roses (décortiquées)
- ❑ **Tranche de gigot dégraissée**
- ❑ **Tranches de magret séché de canard**
- ❑ Œufs de saumon
- ❑ Pavé de cabillaud
- ❑ Surimi (miettes)
- ❑ Dés de poulet

Produits laitiers

- ❑ Carré frais 0 % (portions individuelles)
- ❑ Beurre
- ❑ **Yaourts au bifidus** (nature)
- ❑ Lait demi-écrémé (ou lait de soja)
- ❑ **Petits-suisses 0 %**
- ❑ Petit pot de crème allégée à 8 %
- ❑ Parmesan (pour râper)
- ❑ Fromage blanc 0 %
- ❑ Fromage allégé (au choix)

Légumes

- ❑ **Pommes de terre**
- ❑ **Haricots verts**

- ❑ 1 endive rouge
- ❑ Choux de Bruxelles
- ❑ Fonds d'artichauts (conseillés en surgelés)
- ❑ Mesclun
- ❑ **Salade verte** (vrac ou sachet)
- ❑ **Macédoine de légumes**
  (à faire soi-même, surgelée ou boîte)
- ❑ Asperges vertes
- ❑ **Endive**
- ❑ **Tomates**
- ❑ **Ail**
- ❑ **Purée de brocoli**
- ❑ **Mâche**
- ❑ Carottes
- ❑ Chou-fleur
- ❑ Germes de soja
- ❑ Épinards hachés (surgelés)

Herbes

- ❑ Persil
- ❑ Ciboulette

Fruits

- ❑ Pamplemousse
- ❑ **Compotes de fruits au choix**
- ❑ Quelques noix (ou cerneaux de noix)
- ❑ Citrons
- ❑ Mangue
- ❑ Fraises
- ❑ Tranche de pastèque ou billes de melon

- ❑ Fruits rouges
- ❑ **Brugnon**
- ❑ **Grappe de raisin**
- ❑ Orange
- ❑ Abricots
- ❑ Framboises
- ❑ Ananas (frais ou en tranches)
- ❑ Sorbet mangue

Épicerie

- ❑ Thé vert
- ❑ Jus de betterave
- ❑ Huile de noix
- ❑ Huile d'olive
- ❑ Muscade en poudre
- ❑ Vanille en poudre
- ❑ Confiture allégée (au choix ou faites vous-même notre confiture « ultra-régime » ultra-bonne, p. 207 !)
- ❑ **Riz basmati**
- ❑ Farine complète
- ❑ Jus d'orange
- ❑ Soupe de poisson (du poissonnier ou en bocal)
- ❑ Cacao en poudre (maigre)
- ❑ Cannelle en poudre
- ❑ Curry
- ❑ Flocons d'avoine (rayon céréales petit déjeuner)
- ❑ Fructose (rayon diététique, pour remplacer le sucre blanc)
- ❑ Sauce soja

Autres

- ❑ Pain aux céréales (au levain, tranché, exclusivement chez le boulanger)

+

- ❑ Agar-agar (au moins 30 sachets de 2 g, ou 1 pot, pour l'ensemble du programme)

Bon courage !

La veille du jour 1, pensez à préparer vos croquants fondants de betterave. Ils seront prêts à déguster pour le dîner.

Lundi • Jour 1

Votre petit déjeuner

- 1 thé vert
- 1 Carré frais 0 % + 2 tranches de pain aux céréales
- ½ pamplemousse (vous le finirez ce soir)

Vous partez pour la journée ? Vous avez un sac ? Des sachets d'agar-agar ? Mettez les sachets dans le sac, et roulez jeunesse.

½ heure avant le déjeuner

- 1 « boisson magique »

Votre déjeuner

- Filet de cabillaud + pommes de terre vapeur + haricots verts
- Compote de fruits au choix (sans sucre ajouté)

Votre dîner

- **Croquants fondants de betterave et d'endive rose**
- Choux de Bruxelles vapeur + omelette (avec 2 œufs)
- ½ pamplemousse au four* (10 minutes, saupoudré de vanille et muscade)

  * *prédécoupez les quartiers avant d'enfourner, ça sera plus facile à manger*

Un petit creux ?

- 1 « boisson magique »

Ce soir, n'oubliez pas de préparer le crumble d'artichaut pour demain.

Aujourd'hui...

Le point alimentation :

J'ai eu faim : ❏ Oui ❏ Non

J'ai craqué pour un aliment autre que ceux des menus : ❏ Oui ❏ Non

J'ai sauté un repas : ❏ Oui ❏ Non

J'ai rencontré un problème *(ex : j'ai eu un peu faim dans l'après-midi, il faut que la portion de viande du midi soit plus grosse. Je n'ai pas trouvé mon bonheur à la cantine : demain je prévois mon déjeuner à emporter.)* :

....

....

....

....

....

Remarque générales :

Je suis de bonne humeur : ❏ Oui ❏ Non

Je me sens en forme : ❏ Oui ❏ Non

Autres remarques :

....

....

....

....

Mardi • Jour 2

Votre petit déjeuner

- 1 thé vert
- 2 ou 3 tranches de pain aux céréales, beurre, confiture allégée
- ½ mangue (gardez l'autre moitié pour demain)

Pensez à vos sachets d'agar-agar pour la journée !

½ heure avant le déjeuner

- 1 « boisson magique »

Votre déjeuner

- Steak haché + haricots verts + riz basmati
- Yaourt au bifidus nature

Votre dîner

- **Crumble salé d'artichauts aux flocons d'avoine**
- Mesclun + maquereaux au vin blanc
- Salade de fraises au jus d'orange

Un petit creux ?

- 1 « boisson magique »

Ce soir, pensez à préparer le flan d'asperges pour demain.

Aujourd'hui...

Le point alimentation :

J'ai eu faim : ❑ Oui ❑ Non

J'ai craqué pour un aliment autre que ceux des menus : ❑ Oui ❑ Non

J'ai sauté un repas : ❑ Oui ❑ Non

Remarque générales :

Je suis de bonne humeur : ❑ Oui ❑ Non

Je me sens en forme : ❑ Oui ❑ Non

Autres remarques :

....

....

....

....

....

....

....

....

....

....

....

....

....

....

....

Mercredi • Jour 3

Votre petit déjeuner

- 1 thé vert
- 2 ou 3 tranches de pain aux céréales, beurre, confiture allégée
- ½ mangue (il vous reste une moitié d'hier)

N'oubliez pas vos sachets d'agar-agar pour la journée !

½ heure avant le déjeuner

- 1 « boisson magique »

Votre déjeuner

- Salade verte avec cerneaux de noix
- 2 tranches de jambon cuit + macédoine de légumes
- 1 petit-suisse à 0 % + compote de pomme (sans sucre ajouté)

Votre dîner

- Filet mignon + Flan d'asperges vertes « presto subito »
- 1 yaourt au bifidus nature
- Tranche de pastèque (ou billes de melon)

Un petit creux ?

- 1 « boisson magique »

Pour demain, cap sur le flan de la mer. Et pensez à décongeler vos fruits rouges pour le petit déj, s'ils sont surgelés.

Aujourd'hui...

Le point alimentation :

J'ai eu faim : ❑ Oui ❑ Non

J'ai craqué pour un aliment autre que ceux des menus : ❑ Oui ❑ Non

J'ai sauté un repas : ❑ Oui ❑ Non

Remarque générales :

Je suis de bonne humeur : ❑ Oui ❑ Non

Je me sens en forme : ❑ Oui ❑ Non

Autres remarques :

Jeudi • Jour 4

Votre petit déjeuner

- 1 thé vert
- 2 œufs brouillés (+ bacon maigre grillé, facultatif)
- 1 coupe de fruits rouges

N'oubliez pas d'emporter vos sachets d'agar-agar pour la journée !

½ heure avant le déjeuner

- 1 « boisson magique »

Votre déjeuner

- Endive en salade, persil
- Brochette de bœuf, tomates poêlées à l'ail
- 1 brugnon

Votre dîner

- **Flans de la mer « hyper-express » et salade de crevettes**
- 1 yaourt au bifidus nature + cacao en poudre

Un petit creux ?

- 1 « boisson magique »

Demain soir, une crème de chou-fleur vous attend. Préparez-la vite !

Aujourd'hui...

Le point alimentation :
J'ai eu faim : ❑ Oui ❑ Non

J'ai craqué pour un aliment autre que ceux des menus : ❑ Oui ❑ Non

J'ai sauté un repas : ❑ Oui ❑ Non

Remarque générales :
Je suis de bonne humeur : ❑ Oui ❑ Non

Je me sens en forme : ❑ Oui ❑ Non

Autres remarques :

....

....

....

....

....

....

....

....

....

....

....

....

....

....

....

Vendredi • Jour 5

Votre petit déjeuner

- 1 thé vert
- 2 tranches de jambon
- 1 ramequin de fromage blanc à la cannelle

Votre sac, comme chaque matin, est très heureux d'accueillir à son bord vos sachets d'agar-agar pour la journée !

½ heure avant le déjeuner

- 1 « boisson magique »

Votre déjeuner

- Salade de tomates à la ciboulette
- Purée de brocoli + tranche de gigot dégraissée
- Grappe de raisin frais

Votre dîner

- **Crèmes de chou-fleur au bacon grillé** + mesclun
- Part de fromage allégé + pain aux céréales
- Compote de pêche (sans sucre ajouté)

Un petit creux ?

- 1 « boisson magique »

Ce soir, l'oiseau fait son nid… de carottes. Il paraît qu'en plus d'aider à mincir, ça fait les cuisses roses et ça rend aimable !

Aujourd'hui...

Le point alimentation :

J'ai eu faim : ❑ Oui ❑ Non

J'ai craqué pour un aliment autre que ceux des menus : ❑ Oui ❑ Non

J'ai sauté un repas : ❑ Oui ❑ Non

Remarque générales :

Je suis de bonne humeur : ❑ Oui ❑ Non

Je me sens en forme : ❑ Oui ❑ Non

Autres remarques :

....

....

....

....

....

....

....

....

....

....

....

....

....

....

....

Samedi • Jour 6

Votre petit déjeuner

- 1 thé vert
- 1 belle part de fromage allégé
- 1 orange

Les sachets d'agar-agar pour la journée dans le sac, merci !

½ heure avant le déjeuner

- 1 « boisson magique »

Votre déjeuner

- Grosse salade : mâche + tranches de magret séché de canard (sans le gras) + œuf poché + tomate
- 2 tranches de pain aux céréales (grillées, pourquoi pas ?)
- 2 abricots

Votre dîner

- Chou-fleur froid en vinaigrette + ciboulette
- Cabillaud vapeur + **nids de carottes aux œufs de saumon**
- Fromage blanc à 0 % + framboises

Un petit creux ?

- 1 « boisson magique »

Aujourd'hui...

Le point alimentation :

J'ai eu faim : ❑ Oui ❑ Non

J'ai craqué pour un aliment autre que ceux des menus : ❑ Oui ❑ Non

J'ai sauté un repas : ❑ Oui ❑ Non

Remarque générales :

Je suis de bonne humeur : ❑ Oui ❑ Non

Je me sens en forme : ❑ Oui ❑ Non

Autres remarques :

....

....

....

....

....

....

....

....

....

....

....

....

....

....

....

Ce soir, c'est vous le chef. Et une terrine de chou-fleur + une paupiette d'épinards pour demain ! Et que ça saute !

Dimanche • Jour 7

Votre petit déjeuner

- 1 thé vert
- 1 bol de flocons d'avoine au lait demi-écrémé (ou lait de soja) avec un peu de cannelle (fructose facultatif)

Aujourd'hui, pas de sac, en tout cas pas de sachets dedans. C'est relâche.

Votre déjeuner

- **Terrine de chou-fleur au surimi**
- Salade de germes de soja + dés de poulet + jus de citron et sauce soja
- 2 belles tranches d'ananas

Votre dîner

- Cœurs d'artichaut en salade + 1 c. à c. d'huile d'olive
- **Paupiettes d'épinards au jambon**
- 1 boule de sorbet mangue

Un petit creux ?

- 1 « boisson magique »

Demain, ça ira bien mieux qu'un lundi, parce que, ce soir, vous aurez préparé, en hommage à Monsieur Seguin, des petits flans qui n'attendront que vous au frigo !

Aujourd'hui...

Le point alimentation :

J'ai eu faim : ❑ Oui ❑ Non

J'ai craqué pour un aliment autre que ceux des menus : ❑ Oui ❑ Non

J'ai sauté un repas : ❑ Oui ❑ Non

Remarque générales :

Je suis de bonne humeur : ❑ Oui ❑ Non

Je me sens en forme : ❑ Oui ❑ Non

Autres remarques :

....

....

....

....

....

....

....

....

....

....

....

....

....

....

....

Nous voici arrivés au milieu de votre programme minceur : Agar-agar dans ma cuisine. Tout va bien ? Alors on continue !

Point ... de « milieu de programe »

Mon poids : ....

Mon objectif : ....

Ma motivation (toujours aussi forte ?) : ....

Mes points forts (toujours les mêmes ?) : ....

Mes points faibles (ça va mieux ?) : ....

....

....

....

Mes remarques :

....

Votre liste de courses semaine 2 à photocopier pour ne rien oublier !

Rappel

Vérifiez qu'il vous reste suffisamment de thé vert, citron, lait, cannelle, Carré frais 0 %, petits-suisses 0 %… et d'agar-agar

Viande/œuf/poisson/jambon

- ❑ Jambon cru
- ❑ Pavés (ou filets) de cabillaud
- ❑ **Colin**
- ❑ Pavé de saumon
- ❑ Steak haché à 5 % MG
- ❑ Jambon blanc
- ❑ **Viande à pot-au-feu** (ou pot-au-feu surgelé)
- ❑ Saumon fumé
- ❑ **Œufs bio**
- ❑ **Cuisse de poulet**
- ❑ Filets de truite
- ❑ Escalope de dinde
- ❑ Tournedos

Produits laitiers

- ❑ Mozzarella (allégée ou non, à votre convenance)
- ❑ Chèvre frais (type Chavroux : 200 g)
- ❑ Lait demi-écrémé (ou lait de soja)
- ❑ Crème allégée 8 %
- ❑ Carré frais 0 %
- ❑ Petits-suisses 0 %
- ❑ Yaourts au bifidus nature

- ❑ Fromage allégé (au choix)
- ❑ Yaourts nature 0 %

Légumes

- ❑ **Concombre**
- ❑ Fenouil
- ❑ Mâche
- ❑ **Potage à la tomate** (à faire soi-même ou surgelé)
- ❑ Blancs de poireaux
- ❑ Courgettes (au moins 5)
- ❑ Betterave
- ❑ Petits pois/carottes (frais, surgelés ou boîte)
- ❑ Potiron
- ❑ Ail
- ❑ **Légumes à pot-au-feu** (ou pot-au-feu surgelé)
- ❑ Brocoli
- ❑ **Tomates**
- ❑ Haricots verts
- ❑ **Chou-fleur** (pour gratin, ou gratin tout prêt)
- ❑ Légumes pour julienne (ou surgelés)
- ❑ Ratatouille (à faire ou déjà prête, surgelée ou en boîte)
- ❑ Carottes

Herbes

- ❑ **Menthe**, Laurier, Persil

Fruits

- ❑ Pamplemousses (au moins 2)
- ❑ **Poire + pomme ou banane** (pour papillote)
- ❑ Oranges (au moins 3)
- ❑ Kiwis

- ❑ Mangue
- ❑ Nectarine
- ❑ Poires (au moins 2)
- ❑ Grappes raisin blanc et noir
- ❑ Fraises
- ❑ Compotes individuelles (sans sucre ajouté)
- ❑ **Pomme**
- ❑ Abricots

Épicerie

- ❑ **Semoule** (couscous)
- ❑ **Chocolat noir**
- ❑ Pois chiches (en boîte)
- ❑ Cumin en poudre
- ❑ Graines de sésame
- ❑ Riz complet
- ❑ Taboulé (préparation à assembler, ou boulgour)
- ❑ Muesli
- ❑ Riz basmati
- ❑ Jus de raisin
- ❑ **Olives noires**
- ❑ Maïs (boîte)
- ❑ Cœurs de palmier (boîte)
- ❑ Fructose
- ❑ Jus de pomme
- ❑ Thé Earl Grey
- ❑ Miel liquide

Autres

- ❑ Pain aux céréales (au levain, tranché, exclusivement chez le boulanger)

Lundi • Jour 8

Votre petit déjeuner

- 1 thé vert
- 1 fine tranche de jambon cru + 1 noisette de beurre
- 1 tranche de pain aux céréales
- ½ pamplemousse

N'oubliez pas vos sachets d'agar-agar pour la journée !

½ heure avant le déjeuner

- 1 « boisson magique »

Votre déjeuner

- Salade de concombre à la menthe
- Cabillaud vapeur + fenouil vapeur + semoule
- Papillote de dés de fruits + carré de chocolat

Votre dîner

- Salade de pois chiches + cumin en poudre
- **Petits flans au chèvre poids plume**
- Tranches d'orange à la cannelle

Un petit creux ?

- 1 « boisson magique »

En voiture pour des petits flans, mais de courgette cette fois.

Aujourd'hui...

Le point alimentation :
J'ai eu faim : ❑ Oui ❑ Non

J'ai craqué pour un aliment autre que ceux des menus : ❑ Oui ❑ Non

J'ai sauté un repas : ❑ Oui ❑ Non

Remarque générales :
Je suis de bonne humeur : ❑ Oui ❑ Non

Je me sens en forme : ❑ Oui ❑ Non

Autres remarques :

Mardi • Jour 9

Votre petit déjeuner

- 1 thé vert
- 1 Carré frais 0 % + 2 tranches de pain aux céréales
- ½ pamplemousse

Sac + sachets d'agar-agar = boissons magiques à prévoir…

½ heure avant le déjeuner

- 1 « boisson magique »

Votre déjeuner

- Potage à la tomate + colin vapeur effeuillé dedans
- Poireaux, riz complet
- Salade de kiwis et d'orange

Votre dîner

- Taboulé (1 c. à s. de boulgour, beaucoup de tomates, persil, 1 c. à c. d'huile d'olive)
- **Petits flans de courgette au saumon**
- ½ mangue + cannelle

Un petit creux ?

- 1 « boisson magique »

Aux fourneaux pour préparer le Parmentier de demain. Si vous êtes en forme, dans la foulée, remplacez les légumes du midi par notre géniale recette de « petits pois carottes pas comme d'habitude » (p. 199), à faire ce soir aussi, donc.

Aujourd'hui...

Le point alimentation :
J'ai eu faim : ❑ Oui ❑ Non

J'ai craqué pour un aliment autre que ceux des menus : ❑ Oui ❑ Non

J'ai sauté un repas : ❑ Oui ❑ Non

Remarque générales :
Je suis de bonne humeur : ❑ Oui ❑ Non

Je me sens en forme : ❑ Oui ❑ Non

Autres remarques :

....

....

....

....

....

....

....

....

....

....

....

....

....

....

....

Mercredi • Jour 10

Votre petit déjeuner

- 1 thé vert
- 4 c. à s. de muesli + lait demi-écrémé (ou lait de soja)
- 1 nectarine

N'oubliez pas vos sachets d'agar-agar pour la journée !

½ heure avant le déjeuner

- 1 « boisson magique »

Votre déjeuner

- Betterave (nature, avec quelques grains de cumin, sel et poivre, pas de vinaigrette)
- Steak haché + petits pois carottes (ou notre recette p. 199)
- 2 petits-suisses à 0 % (+ fructose si besoin)

Votre dîner

- Fenouil vapeur en vinaigrette (1 c. à c. d'huile d'olive + jus de citron)
- **Presque Parmentier de potiron au cabillaud** + salade de mâche
- Poire

Un petit creux ?

- 1 « boisson magique »

Ce soir, atelier « aspic tout raisin ». Trop sympa à faire, encore plus sympa à déguster, dès demain au dîner !

Aujourd'hui...

Le point alimentation :

J'ai eu faim : ❑ Oui ❑ Non

J'ai craqué pour un aliment autre que ceux des menus : ❑ Oui ❑ Non

J'ai sauté un repas : ❑ Oui ❑ Non

Remarque générales :

Je suis de bonne humeur : ❑ Oui ❑ Non

Je me sens en forme : ❑ Oui ❑ Non

Autres remarques :

....

....

....

....

....

....

....

....

....

....

....

....

....

....

....

Jeudi • Jour 11

Votre petit déjeuner

- 1 thé vert
- 2 tranches de jambon cuit
- 1 ramequin de fromage blanc à la cannelle

N'oubliez pas vos sachets d'agar-agar pour la journée !

½ heure avant le déjeuner

- 1 « boisson magique »

Votre déjeuner

- Pot-au-feu (en dégraissant le bouillon)
- Yaourt au bifidus nature

Votre dîner

- Brocoli vinaigrette (1 c. à c. d'huile d'olive + jus de citron)
- Riz basmati + 2 tranches de saumon fumé
- **Aspic tout raisin**

Un petit creux ?

- 1 « boisson magique »

Des blancs-mangers plus rapides à préparer, ça n'existe pas. Pour demain, comme d'habitude ! Et ce parfum de fleur d'oranger, vous le sentez ?

Aujourd'hui...

Le point alimentation :

J'ai eu faim : ❏ Oui ❏ Non

J'ai craqué pour un aliment autre que ceux des menus : ❏ Oui ❏ Non

J'ai sauté un repas : ❏ Oui ❏ Non

Remarque générales :

Je suis de bonne humeur : ❏ Oui ❏ Non

Je me sens en forme : ❏ Oui ❏ Non

Autres remarques :

Vendredi • Jour 12

Votre petit déjeuner

- 1 thé vert
- 1 belle part de fromage de fromage allégé
- 1 tranche de pain aux céréales
- 1 poire

Pensez à vos sachets d'agar-agar pour la journée !

½ heure avant le déjeuner

- 1 « boisson magique »

Votre déjeuner

- Salade de tomates + 2 olives noires en dés
- Haricots verts + omelette (2 œufs)
- Fraises (nature)

Votre dîner

- Potage aux poireaux
- Purée de carottes + 2 tranches de jambon
- **Blancs-mangers à la fleur d'oranger**

Un petit creux ?

- 1 « boisson magique »

Ce soir, faites cuire à la vapeur ou au four une pomme avec un peu de cannelle, elle sera prête pour le déjeuner. Et pendant ce temps, patouillez votre agar-agar dans notre ineffable recette de confiture, vraiment très light…

Aujourd'hui...

Le point alimentation :

J'ai eu faim : ❑ Oui ❑ Non

J'ai craqué pour un aliment autre que ceux des menus : ❑ Oui ❑ Non

J'ai sauté un repas : ❑ Oui ❑ Non

Remarque générales :

Je suis de bonne humeur : ❑ Oui ❑ Non

Je me sens en forme : ❑ Oui ❑ Non

Autres remarques :

Samedi • Jour 13

Votre petit déjeuner

- 1 thé vert
- 2 ou 3 tranches de pain aux céréales, beurre, confiture allégée
- Compote au choix (sans sucre ajouté)

Et les sachets d'agar-agar pour la journée, ils sont là ?

½ heure avant le déjeuner

- 1 « boisson magique »

Votre déjeuner

- Tzatziki (concombre râpé + 1 yaourt à 0 %)
- Cuisse de poulet + gratin de chou-fleur
- Pomme cuite (cannelle)

Votre dîner

- Salade de maïs et cœurs de palmier
- Julienne de légumes + filet de truite en papillote
- Fromage blanc + **confiture d'abricots « ultra-régime »**

Un petit creux ?

- 1 « boisson magique »

Deux sublimes crèmes-dessert à préparer ce soir. Vous aurez du mal à ne pas craquer mais il faudra pourtant bien patienter jusqu'à demain pour… les dévorer !

Aujourd'hui...

Le point alimentation :

J'ai eu faim : ❑ Oui ❑ Non

J'ai craqué pour un aliment autre que ceux des menus : ❑ Oui ❑ Non

J'ai sauté un repas : ❑ Oui ❑ Non

Remarque générales :

Je suis de bonne humeur : ❑ Oui ❑ Non

Je me sens en forme : ❑ Oui ❑ Non

Autres remarques :

Dimanche • Jour 14

Votre petit déjeuner

- 1 thé vert
- 1 bol de flocons d'avoine au lait demi-écrémé (ou lait de soja) avec un peu de cannelle (fructose facultatif)

Pas de sachet dans le sac les jours où vous mangez 2 recettes à l'agar-agar, on est d'accord ?

Votre déjeuner

- Courgette râpée (jus de citron, sel, poivre)
- Ratatouille + escalope de dinde grillée
- **Crèmes à l'Earl Grey Zéro Kilo**

Vous avez aimé la crème de ce midi ? Vous adorerez celle de ce soir, à la vanille. Au boulot !

Votre dîner

- Poireaux vinaigrette (1 c. à c. d'huile d'olive + jus de citron)
- Carottes vapeur persillées + tournedos
- Crèmes à la vanille*

  ** Envie d'une note fruitée en plus ? Optez pour la crème à la mangue, façon milk-shake,* *p. 209.*

Un petit creux ?

- 1 « boisson magique »

Aujourd'hui...

Le point alimentation :

J'ai eu faim : ❑ Oui ❑ Non

J'ai craqué pour un aliment autre que ceux des menus : ❑ Oui ❑ Non

J'ai sauté un repas : ❑ Oui ❑ Non

Remarque générales :

Je suis de bonne humeur : ❑ Oui ❑ Non

Je me sens en forme : ❑ Oui ❑ Non

Autres remarques :

....

....

....

....

....

....

....

....

....

....

....

....

....

....

....

Nous voici au terme de ce programme minceur Agar-agar dans ma cuisine. Et vous, où en êtes-vous ?

Ligne d'arrivée

Mon poids : ....

Mon objectif (atteint ?) : ....

Mes remarques :

....

....

....

....

....

....

....

....

....

....

....

....

....

....

Le programme 3 : Agar-agar remise en forme

Avec ce programme, vous mettez toutes les chances de votre côté, non seulement pour vous débarrasser de kilos superflus, mais pour entrer dans une dynamique très intéressante tant pour la minceur que pour la santé. C'est le plus complet des trois programmes, celui qui vous procurera le plus de satisfactions mais également qui demandera le plus d'implication. Pour autant, ce programme s'adresse à tous : l'activité physique proposée, franchement, ce n'est pas la mer à boire ! N'importe quelle personne, même très sédentaire, peut le suivre sans aucune difficulté. Il suffit juste d'un peu d'organisation et de motivation. La récompense, c'est que comme vous serez plus actif dans la journée, vous aurez aussi le droit d'être un peu plus gourmand ! On ne se refait pas...

Hop hop hop !

En dehors de la marche et/ou du vélo au quotidien, qui s'insèrent très facilement dans votre emploi du temps (matérialisé dans le programme par ce picto), nous vous proposons de vous astreindre à un exercice de gym chez vous (matérialisé par ce picto) : ce petit effort supplémentaire ne vous prendra que quelques minutes, mais vous constaterez vite que vous serez largement récompensé ! Et pourquoi ne pas changer d'activité physique le dimanche ? ()

Donc vos journées se dérouleront autour du trio suivant :

1 vos recettes minceur *(dont au moins une chaque jour à l'agar-agar)*

2 activité physique *(marche ou escaliers ou sport ou vélo)*
3 gym *(1 exercice différent chaque semaine)*

D'accord ? Ceux qui aiment comprendre le pourquoi du comment, souhaitent adapter avec précision l'activité physique à leurs besoins se rendent à l'annexe p. 226, les autres passent directement au programme, où nous vous proposons du « basique », accessible à tous. Le prêt-à-porter en somme !

Votre exercice semaine 1 = FLEX

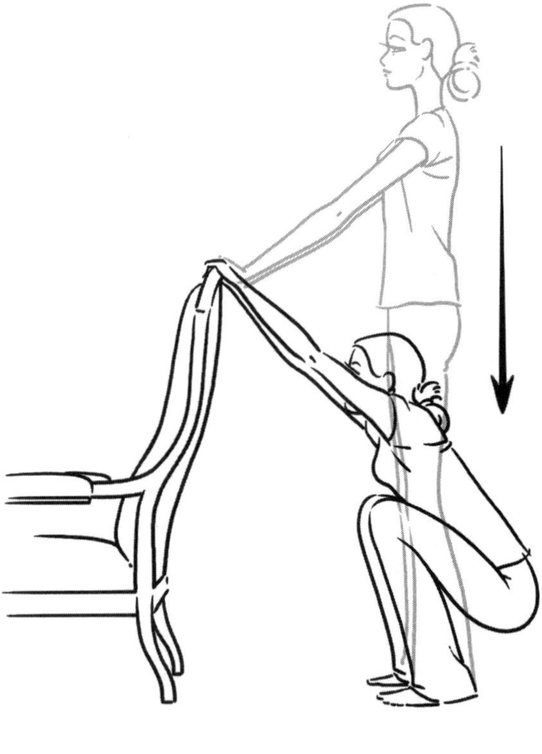

Cet exercice fait travailler les fessiers et les jambes, surtout les cuisses, muscles les plus volumineux du corps donc les plus gourmands en énergie. Ce sont ceux qui brûlent le plus de calories !

Comment faire ?

Debout, pieds écartés de la largeur des épaules, talons bien au sol, posez vos mains sur un appui – par exemple le haut du dossier d'une chaise. Descendez les fesses vers le sol, dos bien droit, doucement, en inspirant, remontez en soufflant, sans geste brusque, sans à-coup. Au début ne touchez pas le sol avec les fessiers, contentez-vous d'aller jusqu'à l'accroupissement avant de remonter. Par la suite, si vous le pouvez, descendez jusqu'à terre.

Combien de fois ?

Faites 5 séries de 10 en soufflant bien. Entre chaque série, reposez-vous 30 secondes.

Note : nous avons placé votre exercice de gym le soir, après le dîner. Rien ne vous empêche de le faire à n'importe quel autre moment de la journée, bien sûr !

Point... de départ

Mon poids *(ex : 80 kilos)* :

Mon objectif *(ex : -5 kilos)* :

Ma motivation *(ex : rentrer dans mon jean OU être moins molle OU mincir pour me sentir mieux OU arrêter de fumer sans prendre un gramme)* :

Mes points forts *(ex : je suis sportive ; cette fois-ci, je suis vraiment décidée à faire ce qu'il faut pour obtenir des résultats)* :

Mes points faibles *(ex : je suis gourmande, j'adore le sucré, j'ai beaucoup de déjeuners professionnels, je craque souvent au moment de l'apéro)* :

Mes remarques *(ex : est-ce que je suis prête à aller au bout programme ? Est-ce que je suis d'accord pour faire plus d'activité physique par jour, même si ça prend un petit peu de temps ? J'ai peur d'avoir faim, j'ai peur que ça ne marche pas. Est-ce que ma famille sera prête à me suivre dans ma démarche ? Etc.)*

Votre liste de courses semaine 1 à photocopier pour ne rien oublier !

Les listes de courses ne sont là que pour aide-mémoire : nous n'avons pas précisé les quantités car tout dépend si vous vivez seul, à 2, à 8. Eh oui, on mange bien tout cela en 1 semaine !

Rappel

Les légumes, les herbes (basilic, menthe...), le poisson, et pourquoi pas les fruits (hors saison) peuvent être frais ou surgelés, à votre convenance.

Remarque : cette liste comprend la totalité des ingrédients utilisés tout au long de la semaine. Ils y figurent dans l'ordre de leur utilisation. Si vous déjeunez à l'extérieur, rayez ou ignorez les aliments concernés (en gras) !

Viande/œuf/poisson/jambon

- ❏ **Dés de jambon**
- ❏ Jambon (tranches)
- ❏ Œufs (bio de préférence)
- ❏ Blanc de poulet (cuit, du boucher, ou à faire cuire la veille du jour 2)
- ❏ Filet de cabillaud
- ❏ **Moules fraîches** (ou surgelées) (pour moules marinières)
- ❏ Steak de thon (frais ou surgelé)

- ❑ **Foie de veau** (ou escalope de dinde)
- ❑ 2 tranches de rôti de porc (dégraissé)
- ❑ **Filet de veau**
- ❑ Saumon fumé
- ❑ **Brochette de poulet** (ou blanc à détailler en cubes)
- ❑ Grosses crevettes roses
- ❑ Filet de canard dégraissé

Produits laitiers

- ❑ Carré frais 0 % (portions individuelles)
- ❑ Lait demi-écrémé (ou de soja)
- ❑ Fromage allégé (au choix)
- ❑ Fromage blanc 0 ou 20 % MG (pots individuels)
- ❑ **Yaourts au bifidus nature**
- ❑ Crème allégée 8 %
- ❑ Beurre
- ❑ Parmesan

Légumes

- ❑ Mâche
- ❑ Tomates cerises
- ❑ Courgettes
- ❑ Tomates
- ❑ Concombre
- ❑ Céleri (rave à râper)
- ❑ Radis (vrac ou sachet, rayon frais)
- ❑ Chou blanc
- ❑ Pommes de terre
- ❑ Betterave
- ❑ Épinards

- ❑ **Purée de pomme de terre** (à faire vous-mêmes ou surgelée, nature sans ajout de MG)
- ❑ **Avocat**
- ❑ **Endives**
- ❑ Artichaut
- ❑ Salade mélangée (à composer soi-même ou en sachet, rayon frais)
- ❑ Salade verte
- ❑ Navets

Herbes

- ❑ Persil

Fruits

- ❑ Pamplemousse
- ❑ **Clémentines**
- ❑ **Quelques noix**
- ❑ Citron
- ❑ Coupe de fruits rouges
- ❑ **Poire**
- ❑ Bananes
- ❑ Orange
- ❑ Pommes (au moins 2)
- ❑ Nectarines (au moins 2)
- ❑ Melon (ou billes surgelées, si hors saison)
- ❑ Fraises
- ❑ **Orange + pomme + poire** (par exemple) pour salade de fruits
- ❑ Mangue

Épicerie

- ❑ Thé vert (nature, jasmin ou menthe, au choix, ou si vous préférez, thé noir Earl Grey)
- ❑ Huile d'olive
- ❑ Huile de noix
- ❑ Spaghettis complets
- ❑ Sauces tomate (nature, en boîte ou à faire soi-même)
- ❑ Thon au naturel
- ❑ Miel liquide
- ❑ Eau de fleur d'oranger
- ❑ Cannelle moulue
- ❑ Câpres (1 petit bocal)
- ❑ Sirop d'érable
- ❑ Chicorée liquide
- ❑ Riz complet
- ❑ Hibiscus (dans les magasins bio, diététiques et au rayon tisanes de certaines grandes surfaces)
- ❑ Muesli
- ❑ Cacao amer (en poudre), ou chocolat noir à fondre
- ❑ **Salsifis** (boîte conseillée)
- ❑ **Verveine** (sachets)
- ❑ Nectar de poire
- ❑ Confiture allégée (au choix ou faites vous-même notre confiture « ultra-régime » ultra-bonne, p. 207 !)
- ❑ Cubes de bouillon de légumes (bio)
- ❑ Vinaigre d'alcool
- ❑ Jus de betterave (boutique bio ou diététique)
- ❑ Lait de riz (facultatif)
- ❑ Eau de rose
- ❑ Poudre de pistache

Autres

- ❑ Pain aux céréales (au levain, tranché, exclusivement chez le boulanger)
- ❑ 4 tranches de brioche (du boulanger)

+

- ❑ Agar-agar (au moins 30 sachets de 2 g, ou 1 pot, pour l'ensemble du programme)

Bon courage !

La veille du jour 1, préparez votre diplomate pour demain soir. Il aura ainsi le temps de bien « prendre » au frigo.

Lundi • Jour 1

Votre petit déjeuner

- 1 thé vert
- 1 Carré frais 0 % + pain aux céréales
- ½ pamplemousse

N'oubliez pas vos sachets d'agar-agar pour la journée !

Hop hop hop !

Vélo, un trajet urbain OU marchez d'un bon pas pendant ½ heure.

½ heure avant le déjeuner

- 1 « boisson magique »

Votre déjeuner

- Salade de mâche et tomates cerise + 1 c. à c. d'huile d'olive
- Gratin de courgettes (avec lait, œuf et pincée de parmesan + dés de jambon)
- 1 clémentine et 3 noix

Hop hop hop !

Vélo, un trajet urbain OU marchez d'un bon pas pendant ½ heure.

Votre dîner

- Céleri râpé + 1 c. à c. d'huile de noix + jus de citron
- Spaghettis complets au thon et sauce tomate
- **Diplomate light aux fruits rouges**

Et votre exercice alors (p. 131) ? Allez, c'est parti pour 5 minutes !

Un petit creux ?

- 1 « boisson magique »

Aujourd'hui...

Le point alimentation :

J'ai eu faim : ❑ Oui ❑ Non

J'ai craqué pour un aliment autre que ceux des menus : ❑ Oui ❑ Non

J'ai sauté un repas : ❑ Oui ❑ Non

J'ai fait mon « sport » : ❑ Oui ❑ Non

Remarque générales :

Je suis de bonne humeur : ❑ Oui ❑ Non

Je me sens plus en forme : ❑ Oui ❑ Non

Autres remarques :

....

....

....

....

Si la journée vous n'êtes pas chez vous, pensez à préparer ce soir votre entremets chicorée pour le dîner de demain.
Hors saison ? N'oubliez pas de faire décongeler les fruits rouges pour demain matin.

Mardi • Jour 2

Votre petit déjeuner

- 1 thé vert
- 1 œuf coque
- 1 tranche de pain aux céréales
- 1 coupe de fruits rouges

N'oubliez pas d'emporter vos sachets d'agar-agar pour la journée !

Hop hop hop !

Vélo, un trajet urbain OU marchez d'un bon pas pendant ½ heure.

½ heure avant le déjeuner

- 1 « boisson magique »

Votre déjeuner

- Radis à la croque au poivre
- Salade de haricots blancs (+ 1 c. à c. d'huile d'olive) + blanc de poulet froid
- Poire pochée + cannelle

Hop hop hop !

Vélo, un trajet urbain OU marchez d'un bon pas pendant ½ heure.

Votre dîner

- Salade de chou blanc râpé

- 2 pommes de terre vapeur + filet de cabillaud aux câpres
- **Entremets chicorée-banane**

En route pour 5 minutes de flex (p. 131) !

Un petit creux ?

- 1 « boisson magique »

Aujourd'hui...

Le point alimentation :

J'ai eu faim : ❑ Oui ❑ Non

J'ai craqué pour un aliment autre que ceux des menus : ❑ Oui ❑ Non

J'ai sauté un repas : ❑ Oui ❑ Non

J'ai fait mon « sport » : ❑ Oui ❑ Non

Remarque générales :

Je suis de bonne humeur : ❑ Oui ❑ Non

Je me sens plus en forme : ❑ Oui ❑ Non

Autres remarques :

....

....

....

....

Préparez vos truffes au chocolat pour demain soir. Il sera évidemment hors de question de tout manger, autant vous prévenir tout de suite… Mais vous verrez, ça se garde bien ces petites choses-là.

Mercredi • Jour 3

Votre petit déjeuner

- 1 thé vert
- 4 tranches de jambon cuit
- Fromage blanc à la cannelle

Les sachets d'agar-agar dans le sac, pour la journée !

Hop hop hop !

Vélo, un trajet urbain OU marchez d'un bon pas pendant ½ heure.

½ heure avant le déjeuner

- 1 « boisson magique »

Votre déjeuner

- Salade de tomates
- Moules marinières + riz basmati
- 1 yaourt au bifidus nature

Hop hop hop !

Vélo, un trajet urbain OU marchez d'un bon pas pendant ½ heure.

Votre dîner

- Salade de betterave + 1 c. à c. d'huile de noix
- Steak de thon, épinards + 1 c. à s. de crème à 8 %
- **Fausses truffes en chocolat (5 ou 6)**

Et votre exercice alors (p. 131) ? C'est parti pour 5 minutes !

Un petit creux ?

- 1 « boisson magique »

Aujourd'hui…

Le point alimentation :

J'ai eu faim : ❑ Oui ❑ Non

J'ai craqué pour un aliment autre que ceux des menus : ❑ Oui ❑ Non

J'ai sauté un repas : ❑ Oui ❑ Non

J'ai fait mon « sport » : ❑ Oui ❑ Non

Remarque générales :

Je suis de bonne humeur : ❑ Oui ❑ Non

Je me sens plus en forme : ❑ Oui ❑ Non

Autres remarques :

……………………………………………………………………

……………………………………………………………………

……………………………………………………………………

……………………………………………………………………

En cuisine pour préparer les fraises de demain. Quelle chance, vous allez vous régaler !

Jeudi • Jour 4

Votre petit déjeuner

- 1 thé vert
- 1 belle part de fromage allégé
- 1 tranche de pain aux céréales
- 1 orange

Sachets d'agar-agar. Sac.

Hop hop hop !

Vélo, un trajet urbain OU marchez d'un bon pas pendant ½ heure.

½ heure avant le déjeuner

- 1 « boisson magique »

Votre déjeuner

- Salade d'endives + dés de jambon + persil
- Foie de veau*, purée, pomme cuite en lamelles (dans la poêle qui sert à faire cuire le foie)
- 1 nectarine

Hop hop hop !

Vélo, un trajet urbain OU marchez d'un bon pas pendant ½ heure.

Votre dîner

- ½ melon

* *Si vous n'aimez pas le foie, remplacez par de la dinde.*

- Riz complet + 2 tranches de rôti de porc (dégraissé)
- Fraises en gelée légère d'hibiscus

5 minutes de flex, comme d'hab (p. 131).

Un petit creux ?

- 1 « boisson magique »

Aujourd'hui...

Le point alimentation :

J'ai eu faim : ❑ Oui ❑ Non

J'ai craqué pour un aliment autre que ceux des menus : ❑ Oui ❑ Non

J'ai sauté un repas : ❑ Oui ❑ Non

J'ai fait mon « sport » : ❑ Oui ❑ Non

Remarque générales :

Je suis de bonne humeur : ❑ Oui ❑ Non

Je me sens plus en forme : ❑ Oui ❑ Non

Autres remarques :

....

....

....

....

Demain soir, c'est fête : anticipez votre plaisir en préparant dès ce soir vos crèmes au cacao Zéro Kilo pour demain. Vous n'aurez plus qu'à les savourer...

Vendredi • Jour 5

Votre petit déjeuner

- 1 thé vert
- 4 c. à s. de muesli + lait demi-écrémé (ou de soja)
- 1 nectarine

Les sachets sont dans le sac. Je répète : les sachets sont dans le sac.

Hop hop hop !

Vélo, un trajet urbain OU marchez d'un bon pas pendant ½ heure.

½ heure avant le déjeuner

- 1 « boisson magique »

Votre déjeuner

- Avocat (nature, avec un peu de sel et poivre)
- Filet de veau + endives braisées
- Fromage allégé

Hop hop hop !

Vélo, un trajet urbain OU marchez d'un bon pas pendant ½ heure.

Votre dîner

- 1 artichaut vinaigrette (1 c. à c. d'huile de noix + jus de citron)
- Saumon fumé + salade mélangée
- **Les désormais célèbres crèmes au cacao Zéro Kilo**

5 minutes de flex, allez allez (p. 131) !

Un petit creux ?

- 1 « boisson magique »

Aujourd'hui...

Le point alimentation :

J'ai eu faim : ❑ Oui ❑ Non

J'ai craqué pour un aliment autre que ceux des menus : ❑ Oui ❑ Non

J'ai sauté un repas : ❑ Oui ❑ Non

J'ai fait mon « sport » : ❑ Oui ❑ Non

Remarque générales :

Je suis de bonne humeur : ❑ Oui ❑ Non

Je me sens plus en forme : ❑ Oui ❑ Non

Autres remarques :

....

....

....

....

Votre chaud-froid de poire vous attend. À préparer ce soir pour demain. Miam ! Faites cuire le riz pour la salade du dîner, tant que vous y êtes.

Samedi • Jour 6

Votre petit déjeuner

- 1 thé vert
- 2 tranches de jambon
- 1 tranche de pain aux céréales
- Fromage blanc à la cannelle

N'oubliez pas d'emporter vos sachets d'agar-agar pour la journée !

Hop hop hop !

Vélo, un trajet urbain OU marchez d'un bon pas pendant ½ heure.

½ heure avant le déjeuner

- 1 « boisson magique »

Votre déjeuner

- Salade de concombre
- Salsifis à la sauce tomate + brochette de poulet
- Salade de fruits en infusion de verveine

Hop hop hop !

Vélo, un trajet urbain OU marchez d'un bon pas pendant ½ heure.

Votre dîner

- Grande salade de riz, tomate, concombre, grosses crevettes roses + ciboulette et jus de citron
- **Chaud-froid poire-chocolat**

L'exercice flex… c'est un bon réflexe (p. 131) !

Un petit creux ?

- 1 « boisson magique »

Aujourd'hui…

Le point alimentation :
J'ai eu faim : ❑ Oui ❑ Non

J'ai craqué pour un aliment autre que ceux des menus : ❑ Oui ❑ Non

J'ai sauté un repas : ❑ Oui ❑ Non

Je fais mon « sport » : ❑ Oui ❑ Non

Remarque générales :
Je suis de bonne humeur : ❑ Oui ❑ Non

Je me sens plus en forme : ❑ Oui ❑ Non

Autres remarques :

Normalement, si vous avez commencé votre programme un lundi, comme prévu, demain c'est dimanche et vous aurez le temps de préparer votre œuf en gelée le matin. Mais si ce n'est pas le cas, faites-le ce soir ainsi que, dans la foulée, vos loukoums plume. Oui madame, des loukoums plume, parfaitement !

Dimanche • Jour 7

Votre petit déjeuner

- 1 thé vert
- 2 ou 3 tranches de pain aux céréales, beurre, confiture allégée
- ½ mangue

Aujourd'hui, c'est dimanche. On se bouge ! Marchez d'un bon pas pendant ½ heure (allez au marché à pied, par exemple) + prévoyez une grande balade cet après-midi. Autre option : 1 heure de natation, d'aquagym ou de tout autre sport. En revanche, relâche sur l'exercice de gym maison !

Votre déjeuner

- **Œuf en gelée au saumon**, salade verte
- Pomme cuite au four + cannelle

Votre dîner

- Radis roses à la croque au poivre
- Navets persillés + filet de canard dégraissé
- **Loukoum Plume**

Un petit creux ?

- 1 « boisson magique »

Les fars aux pruneaux pour demain, ça y est, c'est fait ?

Aujourd'hui...

Le point alimentation :

J'ai eu faim : ❑ Oui ❑ Non

J'ai craqué pour un aliment autre que ceux des menus : ❑ Oui ❑ Non

J'ai sauté un repas : ❑ Oui ❑ Non

J'ai fait mon « sport » : ❑ Oui ❑ Non

Remarque générales :

Je suis de bonne humeur : ❑ Oui ❑ Non

Je me sens plus en forme : ❑ Oui ❑ Non

Autres remarques :

....

....

....

....

Nous voici arrivés au milieu de votre programme Agar-agar remise en forme. Tout va bien ? Alors on continue !

Point ... de « milieu de programe »

Mon poids : ....

Mon objectif : ....

Ma motivation (toujours aussi forte ?) : ....

....

....

....

Mes points forts (toujours les mêmes ?) : ....

....

....

....

Mes points faibles (ça va mieux ?) : ....

....

....

....

Mes remarques :

....

....

....

....

....

....

....

....

Votre liste de courses semaine 2 à photocopier pour ne rien oublier !

Une petite virée au supermarché ne serait pas de refus, pour renflouer les stocks. Regardez dans votre frigo et votre placard ce qu'il vous reste, pour ne pas acheter en double.

Rappel

Vérifiez qu'il vous reste suffisamment de thé vert, citron, lait, cannelle, verveine, œufs, confiture allégée « maison »... et d'agar-agar bien sûr !

Viande/œuf/poisson/jambon

- ❑ **Pavé de saumon**
- ❑ ¼ jambonneau dégraissé
- ❑ Œufs (bio de préférence)
- ❑ Bacon maigre (facultatif)
- ❑ **Cuisse de dinde**
- ❑ Steak (pour émincé de bœuf)
- ❑ **Sushis** (à acheter le jour de consommation, sauf si surgelés)
- ❑ 2 tranches de rôti de porc
- ❑ Quenelles (rayon frais)
- ❑ Raviolis (à la viande) rayon pâtes fraîches (barquette de 125 g si vous êtes seul à en manger)
- ❑ Steak de thon
- ❑ Steak haché
- ❑ Crevettes roses
- ❑ Filet de cabillaud

Produits laitiers

- ❑ **Yaourts nature et/ou bifidus**
- ❑ Lait demi-écrémé (ou lait de soja)
- ❑ Fromage blanc, 0 ou 20 % MG
- ❑ Feta
- ❑ Fromage allégé (au choix)
- ❑ **Tranches de poisson cru** (au choix : saumon, lieu, cabillaud…)
- ❑ **2 crottins de chèvre** (pour chèvres chauds)
- ❑ Crème allégée 8 %

Légumes

- ❑ **Champignons de Paris**
- ❑ **Choucroute** (fraîche traiteur ou en sachet rayon frais)
- ❑ Chou rouge (à râper)
- ❑ Petits pois (pour 2 repas)
- ❑ Concombre (ou mini-concombres)
- ❑ **Chou blanc** (à râper)
- ❑ Haricots verts
- ❑ **Mâche**
- ❑ **Tomates**
- ❑ **Poireaux** (ou blancs)
- ❑ **Salade verte**
- ❑ Radis
- ❑ **Soupe de légumes** (à faire ou prête, surgelée)
- ❑ Épinards
- ❑ Brocoli
- ❑ Endives
- ❑ Carottes
- ❑ Aubergine

Fruits

- ❑ Mangue
- ❑ Pruneaux
- ❑ Mirabelles (surgelées)
- ❑ Fraises
- ❑ Oranges (au moins 7)
- ❑ **Pêches**
- ❑ Pommes (600 g)
- ❑ Compote de fruits sans sucre ajouté
- ❑ Pamplemousse
- ❑ Nectarine
- ❑ Poires (assez large quantité, plusieurs desserts à l'agar-agar prévus)
- ❑ Mangue

Épicerie

- ❑ Lentilles (sèches ou en boîte)
- ❑ Fructose (rayon diététique)
- ❑ Maïzena
- ❑ Arôme vanille (liquide) ou 1 gousse
- ❑ **Moutarde**
- ❑ Haricots rouges (boîte)
- ❑ Sirop d'érable
- ❑ Badiane
- ❑ Flocons d'avoine (rayon céréales petit déjeuner)
- ❑ **Soupe miso** (ou à faire soi-même)
- ❑ Miel liquide
- ❑ Thé au jasmin
- ❑ Orge
- ❑ Raisins secs
- ❑ **Pignons**

- ❑ Sauce tomate (nature)
- ❑ Riz basmati (mais il vous en reste sûrement)
- ❑ Abricots secs
- ❑ Pruneaux

Autres

- ❑ Pain aux céréales (au levain, tranché, exclusivement chez le boulanger)

Votre exercice semaine 2 = ABDO MINCEUR

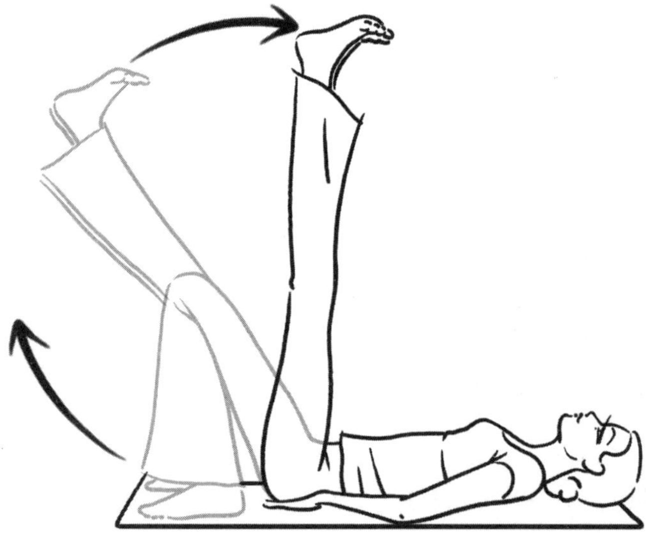

Les abdominaux sont indispensables au ventre plat et ferme. Ces muscles, reliés à ceux du dos, sont également nécessaires pour un maintien général du corps, une belle allure.

Comment faire ?

Allongé sur le dos, mains au fessier (pour caler le dos afin de vérifier qu'il reste en contact avec le sol), montez les jambes bien droites tout en expirant. Vous soufflez en montant. Redescendez-les vers le sol (mais sans le toucher) en inspirant. Veillez à ne pas bloquer votre respiration.

Combien de fois ?

Faites 1 série de 8, puis 10, puis 12, puis, 10, puis 8. Entre chaque série, reposez-vous 30 secondes à 1 minute si besoin (profitez-en pour vous étirer le dos : paumes vers le ciel).

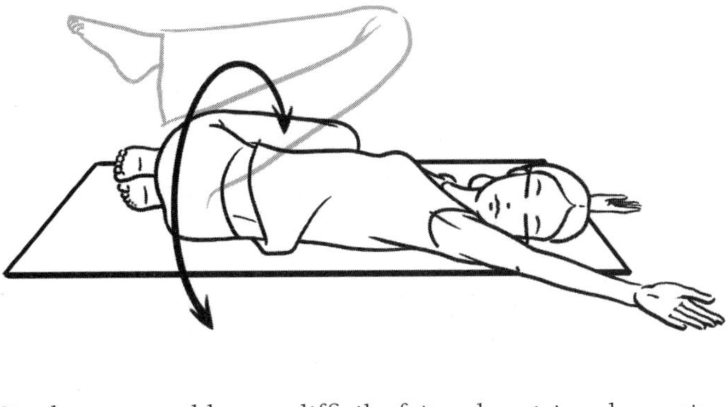

Si cela vous semble trop difficile, faites des séries plus petites dans un premier temps, selon le même principe « crescendo/ decrescendo » : série de 4, 6, 8, 6, 4, par exemple. Lorsque vos abdos seront plus forts, vous augmenterez les séries.

Lundi • Jour 8

Votre petit déjeuner

- 1 thé vert
- 2 ou 3 tranches de pain aux céréales, beurre, confiture allégée
- ½ mangue

N'oubliez pas vos sachets d'agar-agar pour la journée !

Hop hop hop !

Vélo, un trajet urbain OU marchez d'un bon pas pendant ½ heure.. Ne perdez pas les bonnes habitudes !

½ heure avant le déjeuner

- 1 « boisson magique »

Votre déjeuner

- Carpaccio de champignons de Paris
- Choucroute de la mer (choucroute nature + pavé de saumon vapeur)
- Yaourt nature

Hop hop hop !

Vélo, un trajet urbain OU marchez d'un bon pas pendant ½ heure.

Votre dîner

- Salade de chou rouge + 1 c. à c. de raisins secs + citron
- Lentilles + ¼ de jambonneau dégraissé
- **Mini-far aux pruneaux super-légers**

Cette semaine, vous vous souvenez : on passe aux abdos (p. 156). Rien n'empêche de faire AUSSI le flex (p.131), cela va sans dire…

Un petit creux ?

- 1 « boisson magique »

Aujourd'hui…

Le point alimentation :

J'ai eu faim : ❑ Oui ❑ Non

J'ai craqué pour un aliment autre que ceux des menus : ❑ Oui ❑ Non

J'ai sauté un repas : ❑ Oui ❑ Non

J'ai fait mon « sport » : ❑ Oui ❑ Non

Remarque générales :

Je suis de bonne humeur : ❑ Oui ❑ Non

Je me sens plus en forme : ❑ Oui ❑ Non

Autres remarques :

Le proverbe du jour : « Mirabelles à l'agar-agar ce soir, délices des papilles demain soir ».

Mardi • Jour 9

Votre petit déjeuner

- 1 thé vert
- 2 œufs brouillés (+ bacon maigre grillé, facultatif)
- 1 fromage blanc + dés de fruits

N'oubliez pas vos sachets d'agar-agar pour la journée !

Hop hop hop !

Vélo, un trajet urbain OU marchez d'un bon pas pendant ½ heure.

½ heure avant le déjeuner

- 1 « boisson magique »

Votre déjeuner

- Carottes râpées (+ 1 c. à c. d'huile d'olive + jus de citron)
- Cuisse de dinde moutarde + petits pois
- Fromage blanc 0 % + dés de fruits

Hop hop hop !

Vélo, un trajet urbain OU marchez d'un bon pas pendant ½ heure.

Votre dîner

- Salade de concombre
- Émincé de bœuf sauté et haricots rouges
- **Mirabelles en gelée d'épices**

Vous alliez oublier votre exercice (p. 156) ? Allez, c'est reparti pour 5 minutes ! On ne change pas une équipe qui gagne !

Un petit creux ?

- 1 « boisson magique »

Aujourd'hui…

Le point alimentation :

J'ai eu faim : ❑ Oui ❑ Non

J'ai craqué pour un aliment autre que ceux des menus : ❑ Oui ❑ Non

J'ai sauté un repas : ❑ Oui ❑ Non

J'ai fait mon « sport » : ❑ Oui ❑ Non

Remarque générales :

Je suis de bonne humeur : ❑ Oui ❑ Non

Je me sens plus en forme : ❑ Oui ❑ Non

Autres remarques :

....

....

....

....

Un petit bavarois à préparer avant de se coucher, c'est l'assurance d'un super dessert pour demain, au dîner…

Mercredi • Jour 10

Votre petit déjeuner

- 1 thé vert
- 1 bol de flocons d'avoine au lait demi-écrémé (ou lait de soja) avec un peu de cannelle (fructose facultatif)
- 1 pêche

Pensez à vos sachets d'agar-agar pour la journée !

Hop hop hop !

Vélo, un trajet urbain OU marchez d'un bon pas pendant ½ heure.

½ heure avant le déjeuner

- 1 « boisson magique »

Votre déjeuner (menu japonais type)

- Soupe miso
- Salade de chou blanc râpé
- 6 sushis et/ou 6 makis (selon appétit)
- Thé vert

Hop hop hop !

Vélo, un trajet urbain OU marchez d'un bon pas pendant ½ heure.

Votre dîner

- Salade de concombre + quelques dés de feta
- Haricots verts + 2 tranches de rôti de porc froid
- **Bavarois aux fraises**

Et vos abdos alors *(p. 156)* *? Allez, c'est parti pour 5 minutes !*

Un petit creux ?

- 1 « boisson magique »

Aujourd'hui...

Le point alimentation :

J'ai eu faim : ❑ Oui ❑ Non

J'ai craqué pour un aliment autre que ceux des menus : ❑ Oui ❑ Non

J'ai sauté un repas : ❑ Oui ❑ Non

J'ai fait mon « sport » : ❑ Oui ❑ Non

Remarque générales :

Je suis de bonne humeur : ❑ Oui ❑ Non

Je me sens en forme : ❑ Oui ❑ Non

Autres remarques :

....

....

....

....

Demain soir, à la même heure, vous aurez la tête dans les nuages. À condition d'avoir préparé votre coup ce soir…

Jeudi • Jour 11

Votre petit déjeuner

- 1 thé vert
- 1 belle part de fromage allégé
- 1 tranche de pain aux céréales
- 1 orange

Pensez à vos sachets d'agar-agar pour la journée !

Hop hop hop !

Vélo, un trajet urbain OU marchez d'un bon pas pendant ½ heure.

½ heure avant le déjeuner

- 1 « boisson magique »

Votre déjeuner

- Mâche et rondelles de tomate
- Carpaccio (ou sashimi) de poisson cru (150 g)
- Pêche pochée au thé au jasmin

Hop hop hop !

Vélo, un trajet urbain OU marchez d'un bon pas pendant ½ heure.

Votre dîner

- Soupe de lentilles
- Orge aux poireaux (blancs de poireaux étuvés) + 1 tranche de jambon
- **Nuage de pommes oranges raisins secs**

Allez on les fait travailler ses petits abdos (p. 156). Ils ne demandent que ça !

Un petit creux ?

- 1 « boisson magique »

Aujourd'hui...

Le point alimentation :

J'ai eu faim : ❑ Oui ❑ Non

J'ai craqué pour un aliment autre que ceux des menus : ❑ Oui ❑ Non

J'ai sauté un repas : ❑ Oui ❑ Non

J'ai fait mon « sport » : ❑ Oui ❑ Non

Remarque générales :

Je suis de bonne humeur : ❑ Oui ❑ Non

Je me sens en forme : ❑ Oui ❑ Non

Autres remarques :

....

....

....

....

Préparez vos panacottas pour demain.

Vendredi • Jour 12

Votre petit déjeuner

- 1 thé vert
- 2 tranches de jambon
- 1 tranche de pain complet
- Fromage blanc à la cannelle

Les sachets d'agar-agar sont-ils bien dans votre sac ?

Hop hop hop !

Vélo, un trajet urbain OU marchez d'un bon pas pendant ½ heure.

½ heure avant le déjeuner

- 1 « boisson magique »

Votre déjeuner

- Bâtonnets de concombre à la croque
- Salade verte, chèvre chaud, pignons
- 1 tranche de pain aux céréales
- Compote de pomme sans sucre ajouté

Hop hop hop !

Vélo, un trajet urbain OU marchez d'un bon pas pendant ½ heure.

Votre dîner

- Radis à la croque
- Quenelles (2) à la sauce tomate + brocoli vapeur
- **Panacottas au pamplemousse rose**

Les abdos (p. 156) ! Acte II, scène 6…

Un petit creux ?

- 1 « boisson magique »

Aujourd'hui…

Le point alimentation :

J'ai eu faim : ❑ Oui ❑ Non

J'ai craqué pour un aliment autre que ceux des menus : ❑ Oui ❑ Non

J'ai sauté un repas : ❑ Oui ❑ Non

J'ai fait mon « sport » : ❑ Oui ❑ Non

Remarque générales :

Je suis de bonne humeur : ❑ Oui ❑ Non

Je me sens plus en forme : ❑ Oui ❑ Non

Autres remarques :

……………………………………………………………………………

……………………………………………………………………………

……………………………………………………………………………

……………………………………………………………………………

Qui est-ce qui va manger de merveilleux petits confits de poire demain ? Vous ! À condition de les préparer ce soir. On n'a rien sans rien…

Samedi • Jour 13

Votre petit déjeuner

- 1 thé vert
- 4 c. à s. de muesli + lait demi-écrémé (ou lait de soja)
- 1 nectarine

Hé ! Les sachets d'agar-agar !

Hop hop hop !

Vélo, un trajet urbain OU marchez d'un bon pas pendant ½ heure.

½ heure avant le déjeuner

- 1 « boisson magique »

Votre déjeuner

- Soupe de légumes
- Raviolis à la viande (sauce tomate)
- 1 yaourt au bifidus nature

Hop hop hop !

Vélo, un trajet urbain OU marchez d'un bon pas pendant ½ heure.

Votre dîner

- Steak de thon + riz basmati + épinards
- **Presque confits de poire à la verveine**

Les abdos (p. 156), avant-dernier jour…
Et ce n'est pas parce que ce programme arrive à sa fin que vous devez arrêter la gym. Au contraire ! Se raffermir, se muscler, c'est un petit effort de chaque jour. Mais maintenant, c'est sûr, ces « devoirs à faire à la maison » sont (presque) devenus un vrai plaisir !

Un petit creux ?

- 1 « boisson magique »

Aujourd'hui…

Le point alimentation :
J'ai eu faim : ❑ Oui ❑ Non
J'ai craqué pour un aliment autre que ceux des menus : ❑ Oui ❑ Non
J'ai sauté un repas : ❑ Oui ❑ Non
J'ai fait mon « sport » : ❑ Oui ❑ Non

Remarque générales :
Je suis de bonne humeur : ❑ Oui ❑ Non
Je me sens plus en forme : ❑ Oui ❑ Non

Autres remarques :

....

« Les recettes chef ! ». Vous êtes devenu un vrai cordon-bleu, spécialiste de l'agar-agar. Les deux recettes de ce soir, à déguster demain, ne vous font donc pas peur. Un moelleux de poire pour demain midi (à préparer impérativement aujourd'hui), et un aspic de légumes pour le dîner (à faire au choix ce soir ou demain dans la matinée). Bonne nuit !

Dimanche • Jour 14

Votre petit déjeuner

- 1 thé vert
- 2 ou 3 tranches de pain aux céréales, beurre, confiture allégée
- ½ mangue

Aujourd'hui relâche de gym maison, mais on ne s'avachit pas pour autant : direction la piscine, la salle de gym ou tout simplement dehors, pour une belle et longue balade. Inspirez à fond, expirez !

Votre déjeuner

- Salade d'endives + persil + 1 c. à c. d'huile de noix
- Steak haché + brocoli vapeur
- **Moelleux de poires aux abricots secs**

Votre dîner

- **Aspic de légumes aux crevettes**
- Aubergines à la vapeur + filet de cabillaud
- Fromage blanc + dés de pruneaux

Un petit creux ?

- 1 « boisson magique »

Aujourd'hui...

Le point alimentation :

J'ai eu faim : ❑ Oui ❑ Non

J'ai craqué pour un aliment autre que ceux des menus : ❑ Oui ❑ Non

J'ai sauté un repas : ❑ Oui ❑ Non

J'ai fait mon « sport » : ❑ Oui ❑ Non

Remarque générales :

Je suis de bonne humeur : ❑ Oui ❑ Non

Je me sens plus en forme : ❑ Oui ❑ Non

Autres remarques :

....

....

....

....

Nous voici au terme de ce programme Agar-agar remise en forme. Et vous, où en êtes-vous ?

Ligne d'arrivée

Mon poids : ....

Mon objectif (atteint ?) : ....

Mes remarques :

....

....

....

....

....

....

....

....

....

....

....

....

....

....

Et après ?

Perdre du poids, c'est bien beau. Mais comment faire pour ne pas reprendre ses kilos, sans pour autant se mettre au régime « agar-agar » toute l'année ? En mangeant équilibré, en respectant les portions « normales » et en évitant les 15 pièges les plus grossiers.

1. Manger équilibré

Un dessin valant bien mieux qu'un long discours, à peu près tout ce qu'il faut savoir pour ne plus jamais grossir sans se poser la moindre question est résumé ici :

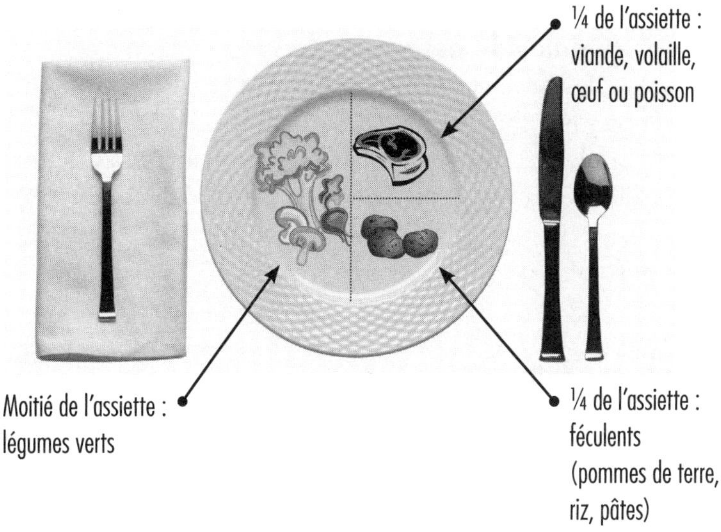

2. Respecter les portions « normales »

Les études l'ont montré : mieux vaut manger des portions « normales » d'aliments « normaux » que des aliments allégés. La raison est simple, bien qu'elle paraisse à peine croyable : un produit allégé peut l'être en sucre mais pas en graisses (et inversement), et son total calorique n'est pas forcément plus intéressant que celui d'un aliment classique que l'on se serait servi en quantité un tout petit plus réduite. En outre, qui dit « allégé » dit souvent « un peu frustrant ». Insatisfaites, les papilles risquent fort d'avoir envie de se venger sur « quelque chose de bon », c'est à dire, gras ou sucré. Qui dit « allégé » sous-entend aussi « donc je peux en reprendre ». Bilan ? On vient de torpiller le quota de calories d'une portion d'aliment normal, pas allégé mais savoureux. Autrement dit, mieux vaut deux carrés de chocolat noir « normal » que deux carrés de light qui risquent de se transformer en trois ou quatre. Etc. D'accord, mais une portion, c'est quoi ?

Les céréales du petit déjeuner

☺ Flocons d'avoine, muesli (peu sucré, si possible avec avoine), céréales enrichies au son.

☹ La plupart des céréales classiques pour petit déjeuner (pétales de maïs, blé ou riz soufflé, céréales au chocolat...).

1 portion, c'est...

- 30 g + lait = 1 bol

Les produits laitiers

☺ Yaourt, fromage blanc 0 % ou 20 %, lait écrémé ou demi-écrémé, fromage frais 0 %.

☹ Desserts laitiers en général (mousses, fromage blanc + crème fouettée, fromage blanc ou yaourt aux fruits, crèmes-dessert vanille ou chocolat, riz au lait, desserts laitiers gourmands type yaourt goût pâtissier...

1 portion, c'est...

- 1 pot individuel de fromage blanc (100 g) ou de yaourt (125 g)
- 2 petits-suisses
- 1 bol (25 cl) de lait

Les fruits

☺ Tous les fruits nature, frais ou surgelés, les compotes sans sucre ajouté, les fruits pochés en infusion.
☹ La plupart des desserts aux fruits (yaourts aux fruits, tartes, mousses, etc.), les fruits au sirop autres que « léger », les compotes re-sucrées.

1 portion, c'est...

- 1 fruit moyen (pomme, poire, orange) ou 2 petits (clémentines, prunes)
- 100 g (= 1 petite barquette) de fruits rouges
- 100 g de raisin
- 1 belle tranche d'ananas frais ou de melon
- 3 cuillères à soupe de fruits cuits

Les légumes verts

☺ Tous, à condition qu'ils soient nature (frais, surgelés ou éventuellement en conserve).
☹ Les légumes préparés (plats industriels frais ou surgelés, plats traiteurs), gratins et autres fritures.

1 portion, c'est…
- 1 petite poignée de salade
- 1 tomate moyenne, ou 5 tomates cerise
- 1 courgette
- 3 cuillères à soupe bien bombées de légumes, crus ou cuits

Les pâtes

☺ Pâtes complètes, *al dente*, avec sauce tomate (nature) ou un peu d'huile d'olive + sel + muscade.
☹ Pâtes blanches, cuisson rapide et/ou trop cuites, avec beurre et/ou crème et/ou fromage râpé.

1 portion, c'est…
- 3 cuillères à soupe très bombées de pâtes cuites

Le riz

☺ Riz complet, riz basmati.
☹ Riz blanc, surtout à cuisson rapide, ou trop cuit (collant).

1 portion, c'est…
- 2 cuillères à soupe très bombées de riz cuit

Les légumineuses

☺ Lentilles, haricots secs, pois chiches… en vrac, surgelés ou en boîte au naturel (bien égoutter), toujours non cuisinés.
☹ Les lentilles cuisinées et autres salades de haricots rouges baignant dans le gras (barquettes traiteurs).

1 portion, c'est…

- 3 cuillères à soupe très bombées de haricots secs ou de lentilles

Le pain

☺ Pain intégral, complet ou aux céréales, de toutes façons au levain, pain noir (pain allemand ou encore « pumpernickel »), baguette « tradition », à la mie un peu grise.
☹ Pain blanc en général, pain levé à la levure ou au levain et à la levure, pain industriel, baguette trop blanche, pain de mie, brioche…

1 portion, c'est…

- 1 à 2 tranches de pain par repas
- 1 à 2 tronçons de baguette

La viande

☺ Poulet, dinde, veau (de préférence, viande blanche), bœuf, canard (2 fois par semaine).
☹ Préparations à base de viande ou de volaille, viandes préparées (nuggets, hamburgers mi-viande/mi-protéines végétales, chair à saucisse, saucisses, viandes grillées – ou alors éliminez bien la partie calcinée).

1 portion, c'est…

- 1 steak calibré du boucher
- 1 steak haché surgelé
- 1 blanc de poulet
- 2 tranches de rôti
- 2 belles tranches de jambon dégraissées

Le poisson

☺ Tout poisson frais ou surgelé nature, boîtes de thon au naturel (ou à l'huile d'olive) ou de sardines avec arêtes à l'huile d'olive (attention! égouttez impérativement !), poissons crus marinés (tartares, marinades…).

☹ Poissons cuisinés en sauce (surtout crème, beurre), préparations à base de poisson (poissons panés…), produits traiteur de la mer (tarama).

1 portion, c'est…

- 1 filet de poisson levé par le poissonnier
- 150 g de sardines
- 1 pavé de colin, de cabillaud ou de saumon
- 1 truite
- 100 g de carpaccio ou autre poisson cru (sashimi)
- 1 boîte de thon ou de maquereau (= approximativement 100 g de poisson en poids net)

Les corps gras

☺ Huiles d'olive, de colza, de noix.

☹ Autres huiles, saindoux, huile de palme, Végétaline, margarines en général

1 portion, c'est…

- 1 à 2 cuillères d'huile + un petit peu de beurre le matin sur les tartines

Les produits de grignotage

☺ Fruits frais, fruits secs (doucement !), laitages 0 %, crudités (carotte, radis, mini-concombre…), yaourt ou fromage blanc 0 %, petit-suisse ou fromage 0 %, fromage frais + 1 tranche de

pain complet, 1 œuf dur, 1 tranche de jambon cuit, 2 carrés de chocolat noir… 1 boisson magique à l'agar-agar !
☹ Biscuits, barres chocolatées, milk-shakes, sodas (même sans sucre), jus de fruits (en excès), chewing-gums (même sans sucre)…

1 portion, c'est…
- Le moins possible (sauf boisson magique) !

Les boissons
☺ Eau, thé, tisane, café sans sucre, boisson magique à l'agar-agar
☹ Alcools (tous), boissons sucrées (toutes)

1 portion, c'est…
- À volonté !

3. Éviter les pièges
Les 15 plus gros pièges dans lesquels on tombe tous un jour ou l'autre… et que l'on paye toujours très cher :

1. **Manger de trop grandes portions.** Voir pages précédentes.
2. **Reprendre du même plat.** Vous l'avez aimé ? Tant mieux ! C'est le même, pas la peine de re-goûter.
3. **Grignoter**, y compris des aliments dits « sans sucre ». Ça, c'est un piège énorme, parce que sans sucre veut seulement dire « sans saccharose » : le sucre « normal » peut fort bien être remplacé par d'autres sucres, dont certains sont caloriques. Même les chewing-gums, méfiez-vous !

4 **Le sucre** (et les produits sucrés) : il ouvre l'appétit, « appelle » le sucre, booste les hormones de stockage et favorise la rétention d'eau. Bof !

5 **L'excès de sel** (sel de table mais surtout fromages, charcuteries, plats préparés, boissons industrielles, pain de qualité médiocre). Plus on mange salé, plus il faut boire de l'eau afin d'éviter la rétention hydrique.

6 **Boire sucré,** à table ou en dehors. Même des jus de fruits.

7 **Remplacer du pain par des biscottes.** Grave erreur. Les secondes sont bien plus caloriques que le premier.

8 **Multiplier les « bricoles »** : 1 carré de chocolat par-ci, 1 yaourt nature par-là, 2 frites en passant, 1 olive picorée dans ce bol, 1 gorgée de champagne mais pas plus… ça, c'est pire que tout. Chaque fois, ce sont 10, 30, 40 ou 60 calories qui passent quasi inaperçues, jusqu'à ce qu'on fasse le compte en fin d'année.

9 **Faire des régimes à répétition.** Il faut manger équilibré toute l'année, la minceur se construit (et se maintient) uniquement sur le long terme.

10 **S'infliger des famines, se punir.** La gourmandise n'est pas un péché, c'est l'abus qui ne va pas. Et les vrais gourmands sont des gourmets, c'est-à-dire qu'ils abusent rarement : leurs sens comblés, ils s'arrêtent, heureux !

11 **Être sédentaire,** c'est-à-dire marcher moins de 30 minutes (plus sérieusement, voire moins de 60 minutes) par jour.

12 **Tout faire « à l'économie » :** envoyer un mail plutôt que se déplacer à l'autre bout du bureau, emprunter

les escalators plutôt que les escaliers, aller en voiture à la boulangerie au bout de la rue, se nourrir de plats préparés par flemme, etc.

13 **Ne pas écouter son corps.** Les enfants y arrivent très bien, eux ! Quand on n'a plus faim, on arrête de manger. Facile !

14 **Boire de l'alcool.** Presque aussi calorique que le gras !

15 **Les énormes pièges ultra-classiques** dans lesquels on continue pourtant de tomber : cacahuètes, croque-monsieur, quiche, brioche…

Petit guide de survie minceur au quotidien :

Si vous avez l'habitude de manger...	Préférez...
Des céréales « classiques » le matin	Des flocons d'avoine
Du jus de fruits	Un fruit frais
Du riz blanc cuisson rapide	Du riz complet ou basmati
Des frites	Des pommes de terre vapeur
Des lasagnes ou des pâtes à la carbonara	Des spaghettis bolognaise
Une pizza « pâte croustillante », avec plein de choses dessus	Une pizza « pâte traditionnelle » aux légumes et au jambon
Du lait concentré sucré dans votre thé ou café	Du thé ou du café nature, ou avec un nuage de lait demi-écrémé
Des gaufrettes	Des amandes
Un soda	De l'eau ou du thé
1 cacahuète	1 radis
1 poignée de cacahuètes ou des chips	1 poignée de raisins secs ou autres fruits secs
Une assiette de charcuterie + beurre	1 assiette de jambon blanc + cornichons
Du tarama	Du tzatziki
100 g de thon à l'huile	100 g de thon au naturel
50 g de rillettes	50 g de pâté de lapin
1 portion de céleri rémoulade	1 salade verte ou de tomate avec sauce allégée
Sauce mayonnaise	Moutarde, sauce épicée, piment en poudre, vinaigre balsamique nature, raifort...
½ tasse de crème fraîche	½ tasse de lait condensé écrémé
12 escargots	12 huîtres
1 œuf mayonnaise	1 tomate mozzarella

Petit guide de survie minceur au quotidien :

Si vous avez l'habitude de manger...	Préférez...
1 friand à la viande ou au fromage, 1 part de quiche	1 hamburger moutarde (sans le pain)
1 nem	1 rouleau de printemps
1 plateau de fromage	1 faisselle
1 yaourt grec	1 yaourt normal, basique, le moins cher !
1 croissant	3 tranches de pain complet ou ¼ de baguette
1 pain au chocolat	Du pain + du chocolat
1 cuillère de pâte à tartiner à la noisette	1 cuillère de miel
2 boules de glace	2 boules de sorbet
1 coupe de fruits au sirop	1 coupe de fruits au naturel
1 mille-feuille ou 1 tiramisu	1 flan
Tarte tatin à la crème	Tarte aux fruits simple (sans crème)
Pâte feuilletée ou sablée	Pâte brisée
1 barre chocolatée ou aux céréales	1 tranche de pain d'épices

Les 36 recettes de vos programmes minceur

Du côté du salé…

1 Aspic de légumes aux crevettes
2 Crèmes de chou-fleur au bacon grillé
3 Croquants fondants de betterave et d'endive rose
4 Crumble salé d'artichauts aux flocons d'avoine
5 Flans d'asperges vertes « presto subito »
6 Flans de la mer « hyper-express » et salade de crevettes
7 Nids de carottes aux œufs de saumon
8 Œuf en gelée au saumon fumé
9 Paupiettes d'épinards au jambon
10 Petits flans au chèvre poids plume
11 Petits flans de courgette au saumon
12 Petits pois carottes « pas comme d'habitude »
13 Presque Parmentier de potiron au cabillaud
14 Terrine de chou-fleur au surimi
15 Timbales mégarapides de ratatouille

Du côté du sucré…

1 Aspic tout raisin
2 Bavarois aux fraises

3 Blancs-mangers à la fleur d'oranger
4 Chaud-froid poire-chocolat
5 Confiture d'abricots « ultra-régime »
6 Crèmes à l'Earl Grey Zéro Kilo
7 Crèmes à la mangue façon milk-shake
8 Crèmes à la vanille Zéro Kilo
9 Crèmes au café Zéro Kilo
10 Diplomate light aux fruits rouges
11 Entremets chicorée-banane
12 Fausses truffes en chocolat
13 Fraises en gelée légère d'hibiscus
14 Les désormais célèbres crèmes au cacao Zéro Kilo
15 Loukoum Plume
16 Mini-fars aux pruneaux super-légers
17 Mirabelles en gelée d'épices
18 Moelleux de poires aux abricots secs
19 Nuage de pommes oranges raisins secs
20 Panacottas au pamplemousse rose
21 Presque confits de poire à la verveine

Rappel pour ceux qui n'utilisent pas d'agar-agar en sachet mais en pot :

2 g = 1 c. à c. rase

Du côté du salé

Aspic de légumes aux crevettes

Pour 4 pers. • Préparation : 15 min • Cuisson : 10 à 15 min • Réfrigération : 2 h

4 g d'agar-agar
300 g de petites carottes
3 blancs de poireaux
1 petite boîte de petits pois
200 g de crevettes roses
1 c. à s. de ciboulette ciselée
sel

- Pelez et coupez les carottes et les poireaux. Faites cuire les carottes 2 min à l'eau bouillante salée, les poireaux 4 min, puis égouttez parfaitement. Égouttez les petits pois.
- Délayez l'agar-agar dans 50 cl d'eau froide. Portez à ébullition puis faites cuire sur feu doux pendant 2 min sans cesser de mélanger. Ôtez du feu.
- Versez un fond de gelée dans une terrine. Disposez les carottes, versez un peu de gelée, puis les poireaux, encore un peu de gelée, la ciboulette, puis les crevettes, les petits pois et enfin le reste de gelée.
- Laissez refroidir puis faites prendre 2 h minimum au réfrigérateur.

Le truc du chef

Avec 4 g d'agar-agar pour 50 cl, la gelée obtenue est bien ferme. Elle permet aux préparations contenant beaucoup de petits morceaux de bien se tenir et de bien se couper.

Crèmes de chou-fleur au bacon grillé

Pour 4 pers. • Préparation : 10 min • Cuisson : 20 min • Réfrigération : 2 h

2 g d'agar-agar
300 g de fleurettes de chou-fleur
20 cl de crème allégée à 8 % (ou de crème de soja)
1 oignon
4 tranches de filet de bacon maigre
sel, poivre

- Pelez l'oignon, coupez-le en deux. Faites cuire les fleurettes de chou-fleur et l'oignon 15 min à l'eau bouillante salée.
- Mixez le chou-fleur, l'oignon, 5 cl de liquide de cuisson, salez et poivrez. Versez dans une casserole et incorporez la crème. Saupoudrez d'agar-agar, mélangez bien puis portez à ébullition. Baissez le feu et faites cuire 2 min sur feu doux sans cesser de remuer.
- Versez dans des ramequins, laissez refroidir puis faites prendre 2 h minimum au réfrigérateur.
- Avant de servir, coupez le filet de bacon en lanières. Chauffez une poêle antiadhésive, déposez les lanières et faites-les cuire jusqu'à ce qu'elles soient croquantes et dorées.
- Démoulez les crèmes, disposez les lanières de bacon par-dessus, donnez un tour de moulin à poivre et servez aussitôt.

Le truc du chef

Remplacez le bacon par 8 fines tranches de chorizo. Après passage à la poêle, il suffira de les essuyez entre deux feuilles de papier absorbant pour les débarrasser du gras qu'elles auront rendu à la cuisson.

Croquants fondants de betterave et d'endive rose

Pour 4 pers. • Préparation : 10 min • Cuisson : 2 min • Réfrigération : 2 h

2 g d'agar-agar
50 cl de jus de betterave (magasins bio)
1 endive rouge
2 c. à s. d'huile de noix
1/2 citron
4 noix
sel, poivre

- Délayez l'agar-agar dans le jus de betterave froid. Salez, poivrez, portez à ébullition puis baissez le feu et laissez cuire 2 min sur feu doux, sans cesser de remuer.
- Versez dans des ramequins, laissez refroidir et faites prendre 2 h minimum au réfrigérateur.
- Démoulez sur des assiettes individuelles. Ôtez les feuilles extérieures de l'endive, émincez-la en fines tranches.
- Cassez les noix et recassez les cerneaux pour en faire de grosses brisures.
- Fouettez l'huile de noix et le jus de citron, mélangez avec la salade d'endive. Répartissez la salade et les éclats de noix autour des flans puis servez.

Le truc du chef

Autre idée de présentation : disposez de fines rondelles de betterave comme des pétales autour des petits fondants. Vous connaissez la betterave crapaudine ? De forme allongée, elle est encore plus sucrée et savoureuse que la betterave classique.

Crumble salé d'artichaut aux flocons d'avoine

Pour 4 pers. • Préparation : 10 min • Cuisson : 30 min • Repos : 2 h

2 g d'agar-agar
400 g de fonds d'artichaut (frais ou surgelés)
10 cl de lait demi-écrémé (ou de soja)
60 g de flocons d'avoine
15 g de farine
50 g de beurre mou
sel, poivre

- Faites cuire les fonds d'artichaut 15 min à l'autocuiseur. Mixez-les avec le lait, du sel et du poivre, puis mettez la purée obtenue dans une casserole et laissez refroidir.
- Mélangez les flocons d'avoine, la farine, le beurre, du sel et du poivre.
- Répartissez le mélange en grosses miettes sur une feuille de papier sulfurisé et faites cuire 10 à 15 min au four. Quand les miettes sont dorées, sortez du four et laissez refroidir.
- Incorporez l'agar-agar dans la purée d'artichaut et portez à ébullition. Baissez le feu puis faites cuire 2 min sans cesser de remuer. Versez dans des ramequins, laissez refroidir et faites prendre 2 h minimum au réfrigérateur.
- Démoulez les petits flans d'artichaut sur des assiettes, recouvrez-les chacun de crumble et servez aussitôt.

Le truc du chef

Et maintenant, déclinez la même recette avec de la purée de carotte, de potiron, de brocoli…

Flans d'asperges vertes « presto subito »

Pour 4 pers. • Préparation : 10 min • Cuisson : 15 à 20 min • Réfrigération : 2 h

2 g d'agar-agar
400 g d'asperges vertes (surgelées) ou 600 g si vous utilisez des fraîches
15 cl de crème allégée à 8 %
1 c. à s. de parmesan râpé
sel, poivre

- Épluchez soigneusement les asperges, s'il s'agit d'asperges fraîches. Il ne doit plus rester aucune partie dure ou fibreuse.
- Faites cuire les asperges à l'eau bouillante salée 15 à 20 min, jusqu'à ce qu'elles soient bien tendres.
- Égouttez-les puis mixez-les en fine purée avec la crème, le sel et le poivre.
- Versez dans une casserole, délayez l'agar-agar et portez à ébullition. Faites cuire 2 min sans cesser de mélanger, ajoutez le parmesan râpé puis versez dans des ramequins. Laissez refroidir et faites prendre 2 h minimum au réfrigérateur.
- Servez démoulé.

Le truc du chef

Pour une fois, pas besoin de faire attention aux pointes d'asperges. Cassées ou pas cassées, pas grave !

Flans de la mer « hyper express » et salade de crevettes

Pour 4 pers. • Préparation : 5 min • Cuisson : 5 min • Réfrigération : 2 h

2 g d'agar-agar
50 cl de soupe de poisson (achetée chez le poissonnier ou en bocal)
200 g de crevettes roses, cuites et décortiquées
2 c. à s. de ciboulette ciselée
1 c. à s. d'huile d'olive

- Versez la soupe de poisson dans une casserole, délayez l'agar-agar et portez à ébullition. Baissez le feu et faites cuire 2 min sans cesser de remuer.
- Versez dans des ramequins, laissez refroidir et faites prendre 2 h minimum au réfrigérateur.
- Mélangez les crevettes avec la ciboulette ciselée et l'huile d'olive.
- Démoulez les petits flans sur des assiettes de service et entourez-les de crevettes. Servez aussitôt.

Le truc du chef

Avec des moules à la place des crevettes, c'est super bon aussi !

Nids de carottes aux œufs de saumon

Pour 4 pers. • Préparation : 10 min • Cuisson : 15 à 20 min • Réfrigération : 2 h

400 g de carottes
10 cl de crème allégée à 8 %
2 g d'agar-agar
4 c. à c. d'œufs de saumon
sel, poivre

- Épluchez les carottes, coupez-les en rondelles et faites-les cuire à l'eau bouillante salée pendant 15 min environ. Elles doivent être tendres quand on les pique avec la pointe d'un couteau.
- Passez-les au mixeur avec la crème allégée, du sel et du poivre et un peu de bouillon puis remettez la purée obtenue dans une casserole.
- Versez l'agar-agar en pluie, mélangez immédiatement avec un fouet et portez à nouveau à ébullition. Laissez cuire 2 min sans cesser de remuer (utilisez une cuillère cette fois pour bien aller au fond de la casserole et près des bords).
- Versez dans des ramequins, laissez refroidir et faites prendre 2 h au réfrigérateur.
- Démoulez en retournant les ramequins sur des assiettes et déposez une cuillère à café d'œufs de saumon sur chacun. Servez aussitôt.

Le truc du chef

Avec des œufs de lump noirs, c'est top aussi.

Œufs en gelée au saumon fumé

Pour 4 pers. • Préparation : 10 min • Cuisson : 5 min • Réfrigération : 2 h

4 g d'agar-agar
4 œufs bio extra-frais
2 petites tranches de saumon fumé
50 cl d'eau
1 cube de bouillon de légumes (bio)
3 c. à s. de vinaigre d'alcool
sel, poivre

- Délayez l'agar-agar avec l'eau, ajoutez le cube de bouillon puis portez à ébullition. Faites cuire 2 min sans cesser de remuer. Versez 1 cm de gelée dans chaque ramequin.
- Placez-les au réfrigérateur pour figer la gelée et conservez le reste de gelée dans la casserole. Coupez les tranches de saumon en lanières.
- Chauffez de l'eau dans une sauteuse (pratique car sa largeur évite aux œufs de se toucher, mais une grande casserole convient aussi) en lui ajoutant le vinaigre. Quand elle frémit, cassez-y les œufs et laissez cuire 2 min. Sortez-les délicatement avec une écumoire en prenant garde à ne pas les fendre, et déposez-les sur une assiette.
- Sortez les ramequins du réfrigérateur. Déposez délicatement un œuf poché dans chaque, répartissez les lanières de saumon puis recouvrez avec le reste de gelée. Laissez refroidir puis faites prendre 2 h minimum au réfrigérateur.
- Servez démoulé sur un plat de service, avec une salade verte.

✕ Le truc du chef

D'accord, la texture de la gelée n'équivaut pas tout à fait celle de l'œuf en gelée du charcutier. La raison : votre charcutier fait bouillir du pied de veau pour obtenir, grâce au collagène, un bouillon qui va gélifier en refroidissant. Or nous sommes bien d'accord, notre agar-agar n'a rien à voir avec un pied de veau. En revanche, on utilise cette fois 4 g pour 50 cl d'eau afin d'obtenir une gelée bien ferme. N'oubliez pas le vinaigre : il a la propriété d'accélérer la coagulation des protéines. En d'autres termes, il évite au blanc de l'œuf de s'éparpiller dans l'eau et aide à obtenir un œuf poché de jolie forme.

Paupiettes d'épinards au jambon

Pour 4 pers. • Préparation : 10 min • Cuisson : 12 min • Réfrigération : 2 h

2 g d'agar-agar
300 g d'épinards hachés (surgelés)
20 cl de crème allégée à 8 % (ou de crème de soja)
40 g de parmesan râpé
2 tranches de jambon blanc découenné dégraissé
1 c. à s. de persil ciselé
sel, poivre

- Faites dégeler les épinards à la casserole, pendant 10 min, avec un fond d'eau. Salez, poivrez.
- Incorporez la crème, saupoudrez avec l'agar-agar et mélangez bien. Portez à ébullition puis faites cuire 2 min sans cesser de mélanger. Ôtez du feu, ajoutez le parmesan.
- Coupez les tranches de jambon en 4 dans le sens de la longueur afin d'obtenir 8 bandes. Disposez-les en croix au fond de 4 ramequins, en laissant dépasser les bords de chaque côté.
- Remplissez les ramequins avec la préparation aux épinards et repliez les lanières de jambon vers l'intérieur. Laissez refroidir puis faites prendre 2 h minimum au réfrigérateur.
- Pour servir, démoulez sur des assiettes et parsemez de persil ciselé.

Le truc du chef

Servi avec un peu de riz complet ou basmati, cette recette devient un vrai petit plat complet, avec des protéines, du calcium, des fibres…

Petits flans au chèvre poids plume

Pour 4 pers. • Préparation : 10 min • Cuisson : 3 min • Réfrigération : 2 h

2 g d'agar-agar
200 g de fromage de chèvre frais (type Chavroux)
10 cl de crème allégée à 8 %
20 cl de lait demi-écrémé
1 c. à s. de graines de sésame
4 poignées de mâche
sel, poivre

- Écrasez le fromage de chèvre et la crème allégée à l'aide d'une fourchette jusqu'à obtention d'une pâte onctueuse. Salez, poivrez.
- Dans une petite casserole, délayez l'agar-agar avec le lait et la préparation au chèvre. Portez à ébullition et laissez cuire 2 min en mélangeant.
- Répartissez dans 4 petits ramequins, laissez refroidir puis faites prendre au réfrigérateur 2 h minimum.
- Faites dorer les graines de sésame dans une poêle antiadhésive pendant 1 min, en les remuant avec une spatule en bois et en les surveillant pour leur éviter de brûler. Nettoyez la mâche.
- Démoulez les flans sur des assiettes individuelles, parsemez de sésame doré, entourez de mâche et servez aussitôt.

Le truc du chef

Vous pouvez remplacer les graines de sésame par des baies de poivre rose.

Petits flans de courgette au saumon

Pour 4 pers. • Préparation : 10 min • Cuisson : 15 à 20 min • Réfrigération : 2 h

2 g d'agar-agar
4 petites courgettes
1 pavé de saumon (150 g environ)
2 c. à s. bombées de crème allégée à 8 %
sel, poivre

- Rincez les courgettes, ôtez les extrémités et coupez-les en rondelles. Faites-les cuire 10 min à l'eau bouillante salée.
- Pendant ce temps, portez une casserole d'eau à ébullition. Plongez le pavé de saumon, éteignez le feu, couvrez la casserole et laissez cuire ainsi pendant 8 min.
- Mixez les courgettes avec un peu de bouillon, la crème, du sel et du poivre, puis rajoutez peu à peu du bouillon jusqu'à obtenir la consistance d'un velouté. Pesez la préparation : il en faut 600 g environ. Versez dans une casserole puis faites refroidir.
- Délayez l'agar-agar dans la purée de courgettes, portez à ébullition et laissez cuire 2 min à frémissements tout en remuant avec un fouet. Ôtez du feu. Égouttez le saumon, effeuillez-le du bout des doigts et ajoutez-le à la préparation.
- Répartissez dans des ramequins, laissez refroidir et faites prendre 2 h minimum au réfrigérateur.
- Démoulez et servez.

Le truc du chef

Autre version, à la mode british : aromatisez la purée de courgette avec quelques feuilles de menthe ciselée.

Petits pois carottes « pas comme d'habitude »

Pour 4 pers. • Préparation : 5 min • Cuisson : 2 min • Réfrigération : 2 h

2 g d'agar-agar
150 g de petits pois (en boîte)
50 cl de jus de carotte
1 pincée de sucre
sel, poivre

- Versez le jus de carotte dans une casserole. Délayez-y l'agar-agar. Ajoutez le sucre, salez, poivrez, portez à ébullition, puis baissez le feu et faites cuire 2 min sur feu doux sans cesser de remuer.
- Ôtez du feu. Égouttez les petits pois. Répartissez-les dans des ramequins et recouvrez avec le jus de carotte. Laissez refroidir puis faites prendre 2 h minimum au réfrigérateur.
- Démoulez sur des assiettes de service.

Le truc du chef

Achetez du jus de carotte en magasins bio, infiniment plus goûteux. Ou, si vous avez une centrifugeuse, préparez-le vous-même !

Presque Parmentier de potiron au cabillaud

Pour 4 pers. • Préparation : 10 min • Cuisson : 15 à 20 min • Réfrigération : 2 h

2 g d'agar-agar
200 g de filets de cabillaud
300 g de chair de potiron
1 feuille de laurier
20 cl de lait demi-écrémé (ou de soja)
½ gousse d'ail
2 c. à s. de persil ciselé
sel, poivre

- Coupez le potiron en cubes. Pelez la gousse d'ail. Faites cuire le tout 15 min à l'eau bouillante salée avec le laurier.
- Pendant ce temps, faites cuire le cabillaud 10 min dans un cuit-vapeur (ou 8 min au court-bouillon). Égouttez.
- Délayez l'agar-agar dans le lait, portez à ébullition et faites cuire 2 min sans cesser de remuer. Égouttez le potiron et mixez-le avec l'ail et le lait, jusqu'à obtention d'une purée bien fluide.
- Effeuillez le cabillaud entre vos doigts. Mélangez-le avec le persil. Versez la purée dans un plat rectangulaire, recouvrez de poisson. Laissez refroidir et faites prendre 2 h minimum au réfrigérateur.
- Servez démoulé à l'envers, la couche de poisson dessous.

Le truc du chef

Remplacez le potiron par du brocoli.

Terrine de chou-fleur au surimi

Pour 6 à 8 pers. • Préparation : 20 min • Cuisson : 20 min • Réfrigération : 2 h

4 g d'agar-agar
1 kg de fleurettes de chou-fleur
100 g de miettes de surimi
20 cl de crème allégée à 8 %
sel, poivre

- Faites cuire le chou-fleur à l'eau bouillante salée pendant 15 à 20 min, jusqu'à ce que les fleurettes soient bien tendres quand on les pique avec la pointe d'un couteau.
- Mixez les fleurettes de chou-fleur avec la crème, du sel et du poivre afin d'obtenir une purée lisse et bien homogène. Mettez dans une casserole, poudrez avec l'agar-agar et mélangez aussitôt avec un fouet.
- Portez à ébullition et faites cuire 2 min sans cesser de remuer.
- Versez un tiers de la purée de chou-fleur dans une terrine ou un grand moule à cake tapissé de film étirable.
- Incorporez les miettes de surimi dans un second tiers de la préparation, versez-la dans la terrine, puis recouvrez avec le reste de purée nature. Lissez la surface à la cuillère.
- Laissez refroidir puis faites prendre 2 h minimum au réfrigérateur.
- Pour servir, démoulez la terrine sur un plat de service et coupez-la en tranches.

Le truc du chef

Vous pouvez servir les tranches de terrine avec un coulis de tomate bien frais.

Timbales mégarapides de ratatouille

Pour 4 pers. • Préparation : 5 min • Cuisson : 2 min • Réfrigération : 2 h

2 g d'agar-agar
1 boîte de ratatouille (400 g environ)
10 cl de coulis de tomate
1/2 c. à c. d'origan
pour le décor : persil.

- Versez la ratatouille et le coulis de tomate dans une casserole. Ajoutez l'agar-agar et l'origan, mélangez, portez à ébullition et faites cuire 2 min sans cesser de remuer.
- Versez le mélange dans des ramequins ou des bols chinois. Laissez refroidir et faites prendre 2 h minimum au réfrigérateur.
- Pour servir, démoulez sur des assiettes et décorez de persil.

Le truc du chef

Quand vous avez le temps, préparez vous-même la ratatouille. Le secret : beaucoup d'oignons, revenus à part et incorporés en fin de recette aux autres légumes.

Du côté du sucré

Aspic tout raisin

Pour 4 pers. • Préparation : 5 min • Cuisson : 2 min • Réfrigération : 2 h

2 g d'agar-agar
200 g de grains de raisin blanc et noir
40 cl de jus de raisin rouge

- Détachez les grains de raisin des rafles, rincez-les et séchez-les délicatement.
- Délayez l'agar-agar dans le jus de raisin, portez à ébullition puis faites cuire 2 min sans cesser de remuer.
- Répartissez les grains de raisin dans des ramequins. Recouvrez de jus de raisin, laissez refroidir puis faites prendre 2 h minimum au réfrigérateur.
- Facultatif : servez avec une crème anglaise.

Le truc du chef

Ne vous étonnez pas de l'absence de sucre : le jus de raisin est naturellement très sucrant et se suffit amplement à lui-même.

Bavarois aux fraises

Pour 4 pers. • Préparation : 10 min • Cuisson : 2 min • Réfrigération : 2 h

2 g d'agar-agar
250 g de fraises bien mûres
25 cl de lait demi-écrémé (ou de lait de soja)
2 c. à s. de miel

- Rincez rapidement les fraises, séchez-les délicatement puis ôtez les pédoncules. Mixez-les avec le miel afin d'obtenir une préparation bien lisse.
- Versez le lait dans une casserole, ajoutez la purée de fraises et l'agar-agar. Mélangez bien puis portez à ébullition. Faites cuire 2 min en remuant sans arrêt puis ôtez du feu et versez dans des ramequins.
- Faites prendre 2 h minimum au réfrigérateur.
- Servez démoulé.

Le truc du chef

À partir de cette recette, vous pouvez réaliser des bavarois avec tous les fruits de votre choix : poires, pêches, abricots, cerises, rhubarbe…

Blancs-mangers à la fleur d'oranger

Pour 4 pers. • Préparation : 3 min • Cuisson : 2 min • Réfrigération : 2 h

2 g d'agar-agar
50 cl de lait demi-écrémé (ou de soja)
3 c. à s. de poudre d'amande
1 c. à s. d'eau de fleur d'oranger
3 c. à s. de miel

- Délayez l'agar-agar dans le lait froid. Ajoutez l'eau de fleur d'oranger, le miel et la poudre d'amande puis portez à ébullition. Faites cuire 2 min sans cesser de remuer puis ôtez du feu.
- Versez dans des ramequins, laissez refroidir puis faites prendre 2 h minimum au réfrigérateur.

Le truc du chef

Pour une variante pralinée, remplacez la poudre d'amande par de la poudre de noisette. Dans ce cas, n'ajoutez pas de fleur d'oranger mais une goutte d'arôme vanille.

Chaud-froid poire-chocolat

Pour 4 pers. • Préparation : 10 min • Cuisson : 5 min • Réfrigération : 2 h

2 g d'agar-agar
50 cl de nectar de poire
75 g de chocolat noir
3 c. à s. de lait demi-écrémé (ou de soja)
Facultatif : une pincée de cannelle

- Versez le nectar de poire dans une casserole. Délayez l'agar-agar, portez à ébullition puis baissez le feu et laissez cuire 2 min sur feu doux. Ôtez du feu puis versez dans des ramequins. Laissez refroidir et faites prendre 2 h minimum au réfrigérateur.
- Démoulez sur des assiettes de service.
- Juste avant de servir, préparez la sauce au chocolat. Cassez le chocolat en tout petits morceaux. Chauffez le lait dans une casserole et dès qu'il frémit, ôtez du feu. Ajoutez le chocolat, couvrez et laissez reposer 2 min.
- Mélangez avec une cuillère pour lisser la sauce, ajoutez la cannelle si vous le souhaitez, puis nappez chaque flan de sauce chaude. Servez aussitôt.

Le truc du chef

Si vous replacez l'entremets au frais, la sauce au chocolat va redurcir. Une autre façon tout aussi flatteuse de savourer ce dessert.

Confiture d'abricots « ultra-régime »

Pour 4 pers. • Préparation : 5 min • Cuisson : 2 min • Réfrigération : 2 h

2 g d'agar-agar
300 g d'abricots
1 c. à s. de fructose
30 cl de jus de pomme

- Rincez les abricots, dénoyautez-les et coupez-les en 4. Faites-les cuire 4 à 5 min dans une casserole avec 1 petit verre d'eau et le fructose.
- Délayez l'agar-agar dans le jus de pomme et versez-le dans la casserole. Attendez que l'ébullition reprenne puis faites cuire 2 min en mélangeant délicatement sans arrêt à la cuillère. Ôtez du feu, versez dans des pots préalablement ébouillantés et fermez-les aussitôt. Laissez refroidir et placez au réfrigérateur.

Le truc du chef

Cette fausse confiture peut se déguster au bout de 2 h, et se conservera une semaine au réfrigérateur. Légère et gélifiée, elle accompagne les fromages blancs, les tartines, les crêpes…

Crèmes à l'Earl Grey Zéro Kilo

Pour 4 pers. • Préparation : 10 min • Cuisson : 2 min • Réfrigération : 2 h

2 g d'agar-agar
50 cl de lait demi-écrémé (ou de soja)
1 sachet de thé Earl Grey
50 g de miel

- Portez le lait à ébullition. Ôtez du feu, plongez le sachet de thé dans le lait, couvrez et laissez infuser 8 min environ.
- Ôtez le sachet en le pressant bien, ajoutez l'agar-agar et mélangez à l'aide d'un fouet pour bien le dissoudre. Ajoutez le miel, portez à ébullition puis laissez frémir 2 min sans cesser de remuer. Ôtez la casserole du feu à chaque fois que le lait monte et remettez-la dès qu'il redescend.
- Répartissez la crème dans des ramequins, laissez refroidir puis faites prendre 2 h au réfrigérateur.
- Servez dans les ramequins.

Le truc du chef

À partir de cette recette, préparez des crèmes saveur thé vert, Ceylan, Lapsang Souchong (thé au goût fumé)…

Crèmes à la mangue façon milk-shake

Pour 4 pers. • Préparation : 10 min • Cuisson : 2 min • Réfrigération : 2 h

2 g d'agar-agar
1 grosse mangue bien mûre
30 cl de lait demi-écrémé (ou de soja)
1 boule de glace vanille (ou de glace vanille au soja)
3 c. à s. de sirop d'érable

- Coupez la mangue en deux, ôtez le noyau central et la peau. Pesez-la : il vous faut 300 g de chair. Mixez-la finement avec la boule de glace et le lait.
- Versez cette purée dans une casserole, ajoutez le sirop d'érable. Mélangez, puis délayez l'agar-agar dans cette préparation.
- Portez à ébullition puis faites cuire 2 min sans cesser de mélanger à l'aide d'un fouet.
- Versez la préparation dans des ramequins, laissez refroidir et faites prendre 2 h au réfrigérateur.

Le truc du chef

De la glace vanille au soja ? Si, si ! Allez jeter un œil du côté des bacs à glaces de votre grande surface, vous y trouverez des alternatives aux traditionnelles crèmes glacées à base de crème et lait de vache.

Crèmes à la vanille Zéro Kilo

Pour 4 pers. • Préparation : 3 min • Cuisson : 2 min • Réfrigération : 2 h

2 g d'agar-agar
50 cl de lait demi-écrémé (ou de soja)
50 g de miel
½ c. à c. d'arôme vanille

- Versez le lait, le miel et l'arôme vanille dans une casserole. Délayez l'agar-agar puis portez à ébullition et faites cuire 2 min sans cesser de remuer. Ôtez la casserole du feu à chaque fois que le lait monte et remettez-la dès qu'il redescend.
- Versez la crème dans des ramequins, laissez refroidir puis faites prendre 2 h au réfrigérateur.
- Servez dans les ramequins.

Le truc du chef

Vous pouvez aussi utiliser un quart de gousse de vanille pour parfumer vos crèmes. Fendez-la en deux et plongez-la dans le lait chaud. À la fin des 2 min, raclez les grains à l'aide de la lame d'un couteau, ajoutez-les au lait et mélangez bien pour uniformiser la préparation.

Crèmes au café Zéro Kilo

Pour 4 pers. • Préparation : 3 min • Cuisson : 2 min • Réfrigération : 2 h

2 g d'agar-agar
50 cl de lait demi-écrémé (ou de soja)
2 c. à c. de café soluble
50 g de miel

- Versez le lait, le miel et le café dans une casserole. Délayez l'agar-agar puis portez à ébullition et faites cuire 2 min sans cesser de remuer. Ôtez la casserole du feu à chaque fois que le lait monte et remettez-la dès qu'il redescend.
- Répartissez la crème au café dans des ramequins, laissez refroidir puis faites prendre 2 h au réfrigérateur.
- Servez dans les ramequins.

Le truc du chef

Sensible à l'effet du café ? Préparez la même recette en utilisant du déca !

Diplomate light aux fruits rouges

Pour 4 pers. • Préparation : 10 min • Cuisson : 2 min • Réfrigération : 2 h

2 g d'agar-agar
50 cl de lait demi-écrémé (ou de soja)
50 g de miel
1 c. à s. d'eau de fleur d'oranger
4 c. à s. de mélange de fruits rouges
4 tranches de brioche

- Versez le lait, le miel et l'eau de fleur d'oranger dans une casserole. Délayez l'agar-agar puis portez à ébullition et faites cuire 2 min sans cesser de remuer. Ôtez la casserole du feu à chaque fois que le lait monte et remettez-la dès qu'il redescend.
- Garnissez le fond de chaque ramequin avec une tranche de brioche puis déposez 1 c. à s. de mélange de fruits rouges.
- Versez la crème à l'agar-agar dans les ramequins, laissez refroidir puis faites prendre 2 h au réfrigérateur.
- Servez démoulé.

Le truc du chef

Même principe, mais résultat légèrement différent : remplacez les fruits rouges par des griottes, et l'eau de fleur d'oranger par une goutte d'arôme d'amande amère…

Entremets chicorée-banane

Pour 4 pers. • Préparation : 5 min • Cuisson : 2 min • Attente : 2 h

2 g d'agar-agar
50 cl de lait demi-écrémé (ou de soja)
4 c. à s. de sirop d'érable
4 c. à c. de chicorée liquide
2 bananes bien mûres

- Versez le lait dans une casserole, ajoutez le sirop d'érable, la chicorée liquide et l'agar-agar. Mélangez puis portez à ébullition. Baissez le feu et faites cuire 2 min tout en remuant.
- Versez dans des ramequins, laissez refroidir puis faites prendre 2 h minimum au réfrigérateur.
- Démoulez sur des petites assiettes. Épluchez les bananes, coupez-les en rondelles et disposez celles-ci sur les entremets, en les rangeant en rond.

Le truc du chef

La chicorée liquide se trouve au rayon petit-déjeuner des grandes surfaces. À défaut, remplacez-la par 2 c. à c. de chicorée en poudre soluble.

Fraises en gelée légère d'hibiscus

Pour 4 pers. • Préparation : 10 min • Cuisson : 2 min • Réfrigération : 2 h

2 g d'agar-agar
350 g de fraises
4 c. à s. de miel
2 c. à s. d'hibiscus
50 cl d'eau

- Préparez l'infusion d'hibiscus : portez l'eau à frémissement, puis versez-la sur les fleurs d'hibiscus. Laissez infuser 8 min.
- Filtrez, versez dans une casserole puis ajoutez le miel et l'agar-agar. Portez à ébullition, faites cuire 2 min sans cesser de mélanger puis ôtez du feu.
- Rincez rapidement les fraises, séchez-les, coupez-les en quatre et répartissez-les dans 4 jolis verres. Versez l'infusion d'hibiscus, laissez refroidir et faites prendre 2 h au réfrigérateur.
- Servez directement dans les verres.

Le truc du chef

L'hibiscus donne une infusion fruitée à la couleur rose absolument étonnante. Mais si vous n'en aimez pas la saveur acidulée, vous pouvez le remplacer par du rooibos, cette herbe sans théine bourrée d'antioxydants (certaines marques de thé en proposent en grandes surfaces, rayon infusions bio).

Les désormais célèbres crèmes au cacao Zéro Kilo

Pour 4 pers. • Préparation : 5 min • Cuisson : 2 min • Réfrigération : 2 h

2 g d'agar-agar
50 cl de lait demi-écrémé (ou de soja)
40 g de cacao amer
50 g de miel
1 pincée de cannelle en poudre

- Délayez parfaitement le cacao avec un peu de lait froid dans un petit bol.
- Versez le reste de lait dans une grande casserole et ajoutez l'agar-agar. Mélangez à l'aide d'un fouet pour bien le dissoudre. Ajoutez le miel, la cannelle et le cacao délayé. Portez à ébullition puis laissez frémir 2 min sans cesser de remuer. Ôtez la casserole du feu à chaque fois que le lait monte et remettez-la dès qu'il redescend.
- Répartissez la crème chocolatée dans des ramequins, laissez refroidir puis faites prendre 2 h au réfrigérateur.
- Servez dans les ramequins.

Le truc du chef

Vous pouvez aussi réaliser la recette avec du chocolat à fondre. Remplacez alors le cacao et le miel par 100 g de chocolat noir, cassé en petits morceaux. Plongez-les dans le lait chaud, après l'avoir fait cuire avec l'agar-agar. Laissez reposer 5 min et mélangez vivement avec le fouet : il sera parfaitement fondu.

Loukoum Plume

Pour 4 pers. • Préparation : 10 min • Cuisson : 2 min • Réfrigération : 2 h

2 g d'agar-agar
50 cl de lait demi-écrémé (ou de lait de riz)
5 c. à s. de jus de betterave (en magasins diététiques ou bio)
5 c. à s. de miel
2 c. à s. d'eau de rose
4 c. à s. de poudre de pistache

- Versez le lait, le jus de betterave, le miel et l'eau de rose dans une casserole. Mélangez, ajoutez l'agar-agar et portez à ébullition. Baissez le feu et faites cuire 2 min sans cesser de remuer.
- Versez dans un plat carré ou rectangulaire. La préparation doit avoir une épaisseur de 2 cm environ. Laissez refroidir puis faites prendre 2 h minimum au réfrigérateur.
- Démoulez sur une assiette, coupez en cubes et passez les loukoums de tous les côtés dans la poudre de pistache. Servez frais.

Le truc du chef

« Loukoum » et « plume », deux termes plutôt bien antithétiques, nous sommes d'accord. Eh bien grâce à cette recette, vous pouvez vous régaler d'un drôle de bonbon, aussi parfumé qu'un loukoum, mais environ 10 fois moins calorique. Accompagnez d'un thé à la menthe et vous vous croirez « là-bas » !

Mini-fars aux pruneaux super-légers

Pour 4 pers. • Préparation : 10 min • Cuisson : 2 min • Réfrigération : 2 h

2 g d'agar-agar
100 g de pruneaux
50 cl de lait demi-écrémé (ou de soja)
50 g de fructose
1 œuf
1 grosse c. à c. de maïzena
quelques gouttes d'arôme de vanille

- Dénoyautez les pruneaux. Dans un saladier, battez l'œuf avec le fructose et la maïzena jusqu'à ce que le mélange soit bien lisse. Délayez l'agar-agar avec 10 cl de lait froid. Portez le reste de lait à frémissements avec l'arôme de vanille puis versez-le progressivement, tout en mélangeant, sur le mélange œuf-sucre.
- Reversez aussitôt le mélange dans la casserole, ajoutez le lait à l'agar-agar et faites épaissir sur feu doux, toujours sans cesser de remuer, pendant 2 min. Ôtez du feu.
- Répartissez les pruneaux dans des ramequins, recouvrez de crème, laissez refroidir puis faites prendre 2 h minimum au réfrigérateur.
- Démoulez les mini-fars sur des assiettes individuelles.

Le truc du chef

Changez de saveur en utilisant, à la place des pruneaux, des abricots secs regonflés dans du thé chaud (pendant environ 1 h). Ou bien des raisins secs.

Mirabelles en gelée d'épices

Pour 4 pers. • Préparation : 10 min • Cuisson : 10 à 15 min • Réfrigération : 2 h

2 g d'agar-agar
500 g de mirabelles
2 c. à s. de sirop d'érable
50 cl d'eau
½ c. à c. de cannelle en poudre
1 étoile de badiane
½ gousse de vanille

- Dénoyautez les mirabelles (si vous avez un dénoyauteur à cerises, il sera parfait). Mettez-les dans une casserole avec le sirop d'érable, la moitié de l'eau, la cannelle, la badiane et la gousse de vanille fendue. Faites cuire 10 min à couvert, sur feu doux.
- Égouttez les mirabelles en conservant le jus. Versez ce dernier dans une casserole. Répartissez les mirabelles dans de jolis verres transparents en retirant l'étoile de badiane et la vanille. Raclez les petits grains noirs à l'intérieur de la gousse avec la lame d'un couteau et ajoutez-les dans le jus de cuisson.
- Versez le reste d'eau dans la casserole, délayez l'agar-agar et portez à ébullition. Faites cuire 2 min sans cesser de remuer, puis ôtez du feu et versez sur les mirabelles. Laissez refroidir puis faites prendre 2 h minimum au réfrigérateur.
- Servez dans les verres, avec une longue cuillère.

Le truc du chef

Préparez la même recette en remplaçant les mirabelles par des cerises ou des oreillons d'abricots.

Moelleux de poires aux abricots secs

Pour 4 pers. • Préparation : 5 min • Cuisson : 15 à 20 min • Réfrigération : 2 h

2 g d'agar-agar
600 g de poires
8 abricots secs
1 c. à s. de sirop d'érable
1 pincée de cannelle en poudre

- Épluchez les poires, ôtez le cœur et les pépins puis coupez-les en petits cubes. Mettez-les dans une casserole avec la cannelle, le sirop d'érable et un verre d'eau, puis couvrez et faites cuire 10 à 15 min en remuant régulièrement, jusqu'à ce que les poires soient fondantes lorsqu'on les pique avec un couteau pointu.
- Mixez les poires. Versez la compote et l'agar-agar dans une casserole, mélangez aussitôt avec le fouet puis portez à ébullition et faites cuire 2 min sans cesser de remuer. Ôtez du feu et laissez refroidir.
- Pendant ce temps, coupez les abricots en petits dés. Incorporez-les à la compote, répartissez dans des ramequins et laissez refroidir. Faites prendre 2 h minimum au réfrigérateur.
- Démoulez sur des assiettes individuelles.

Le truc du chef

Servez ce dessert bien frais, avec une crème anglaise.

Nos fausses truffes en chocolat

Pour 4 pers. • Préparation : 5 min • Cuisson : 2 min • Réfrigération : 2 h

2 g d'agar-agar
75 g de chocolat noir
25 g de fructose
15 cl d'eau

- Cassez le chocolat en petits dés et mettez-le dans une terrine.
- Versez l'eau dans une casserole, ajoutez le fructose et l'agar-agar. Mélangez, portez à ébullition puis baissez le feu et laissez cuire 2 min sans cesser de remuer.
- Versez sur le chocolat et remuez jusqu'à ce que celui-ci soit fondu, et le mélange, bien homogène. Versez dans un plat carré pour obtenir une couche d'une hauteur de 1 cm. Utilisez plusieurs plats si nécessaire. Laissez refroidir puis faites prendre 2 h minimum au réfrigérateur.
- Démoulez, puis coupez en cubes. Conservez au réfrigérateur.

Le truc du chef

D'accord, ces truffes étant humides, mieux vaut ne pas les enrober de cacao amer qui deviendrait collant au toucher. Mais vous pouvez les aromatiser de cannelle, de café (avec une pincée de café soluble), de vanille…

Nuage de pommes oranges raisins secs

Pour 4 pers. • Préparation : 10 min • Cuisson : 10 à 15 min • Réfrigération : 2 h

4 g d'agar-agar
600 g de pommes
6 oranges à jus
4 c. à s. de raisins secs
2 c. à s de sirop d'érable

- Épluchez les pommes, ôtez les cœurs et les pépins. Coupez-les en gros cubes et mettez-les dans une casserole avec un fond d'eau. Couvrez et faites cuire 10 min environ. Les pommes doivent être tendres quand on les pique avec la pointe d'un couteau. Ôtez du feu.
- Pressez les oranges de façon à obtenir 50 cl de jus. Mixez-le avec les pommes afin d'obtenir un mélange fluide.
- Versez dans une casserole, ajoutez le sirop d'érable, délayez l'agar-agar puis portez à ébullition. Baissez le feu et faites cuire 2 min sans cesser de remuer.
- Hors du feu, ajoutez les raisins secs. Versez dans un moule rond ou un saladier, faites refroidir puis laissez prendre 2 h au réfrigérateur.
- Démoulez sur un plat et coupez en parts pour servir.

Le truc du chef

Version gourmande : préparez un caramel et versez-le au fond du moule, comme pour une crème renversée. Au démoulage, il nappera le nuage de pommes.

Panacottas au pamplemousse rose

Pour 4 pers. • Préparation : 10 min • Cuisson : 2 min • Réfrigération : 2 h

2 g d'agar-agar
50 cl de crème allégée à 8 %
1 pamplemousse
4 c. à s. de miel

- Versez la crème, la moitié du miel et l'agar-agar dans une petite casserole. Mélangez, portez le tout à ébullition, baissez le feu puis faites cuire sur feu doux pendant 2 min sans cesser de remuer. Versez dans des verres transparents, laissez refroidir puis faites prendre 2 h minimum au réfrigérateur.
- Coupez le pamplemousse en deux, détachez les quartiers et mettez-les dans un bol. Égouttez bien (conservez le jus pour en faire une boisson). Mélangez délicatement les quartiers de pamplemousse avec le reste de miel et réservez.
- Au moment de servir, répartissez la préparation au pamplemousse sur les panacottas et servez aussitôt.

Le truc du chef

Vous pouvez remplacer la crème par 25 cl de crème de soja et 25 cl de lait de soja.

Presque confits de poire à la verveine

Pour 4 pers. • Préparation : 15 min • Cuisson : 10 à 15 min • Réfrigération : 2 h

2 g d'agar-agar
250 g de poires
1 sachet d'infusion à la verveine
4 c. à s. de miel

- Portez 25 cl d'eau à ébullition. Versez sur le sachet d'infusion et faites infuser 8 min.
- Pendant ce temps, pelez les poires et coupez-les en cubes. Faites-les cuire dans une casserole avec 2 c. à s. d'eau, à couvert, pendant 10 min. Elles doivent être tendres. Ôtez du feu et mixez-les avec le miel.
- Retirez le sachet de verveine, versez l'infusion dans une petite casserole, ajoutez la compote et délayez-y l'agar-agar. Portez à ébullition, baissez le feu et faites cuire 2 min sur feu doux sans cesser de remuer.
- Versez dans des ramequins et laissez refroidir, puis faites prendre 2 h minimum au réfrigérateur.
- Servez démoulé.

Le truc du chef

Vous n'aimez pas la verveine ? Remplacez l'infusion par un sachet de thé Earl Grey.

Annexes

Annexe 1

Précisions pour le programme « sport »

L'activité physique

L'idée est simple : il s'agit d'être plus physique au quotidien. Nous avons inclus dans votre programme la quantité et la durée nécessaires d'activité physique pour accélérer votre perte de poids.
L'important est d'arriver à bouger vraiment « activement » 1 heure par jour. Non pas cette heure incompressible de minuscules pas pour se rendre du rayon « produits laitiers » à la caisse du supermarché, de la douche à la cuisine, du bureau de Françoise à celui de Sébastien, ni encore des jupes en promo à la cabine d'essayage. Notre heure à nous est vraiment « soutenue », et on ne fait que ça. Vous pouvez piocher parmi les quelques activités listées p. 229, ou vous reporter au tableau plus complet en annexe 2 (p. 232), en étant bien conscient que moins une activité brûle de calories (ou de MET), plus il faut la pratiquer longtemps. Autrement dit, un bon vieux squash est plus rentable pour mincir que de repriser une chaussette trouée, si vous observez bien les MET du tableau.

Marche

1 kilomètre à pied, ça use les capitons… Les capitons c'est quoi ? Nos cellules graisseuses. Au travail ! Et un, et deux, et un, et deux… L'astuce : plus on marche vite, plus on brûle de graisses. Hourra !

Question : combien on grille de calories en marchant ?
Réponse : environ 1 à 7 calories tous les 20 pas (selon rapidité et poids corporel)

Plus de précision ?

Amusez-vous à calculer combien vous brûlez de calories en fonction de votre vitesse de marche et de votre poids. Instructif !

Si vous marchez à...	Vous parcourez donc 1 km en...	Et pour chaque kilo, à chaque minute vous brûlez...	Soit en tout, pour 30 minutes : (faites le calcul selon notre exemple ci-dessous)
5 km/h	12 minutes	0,0594 calorie	....
5,8 km /h	10 minutes	0,0726 calorie	....
6,6 km/h	9 minutes	0,0924 calorie	....
7,5 km/h	8 minutes	0,1034 calorie	....

Exemple. Vous pesez 70 kilos et vous marchez à 7,5 km/h (bravo, bon rythme !). Vous parcourez donc 1 km en 8 minutes. Si vous marchez 30 minutes, vous brûlerez 217,14 calories.

Comment calculer ? Tout simple ! Multipliez 70 par 0,1034 calorie. Vous obtenez 7,238.
Multipliez 7,238 par 30. Vous obtenez 217,14.

Escaliers

Si vous avez la chance de travailler dans une entreprise à plusieurs étages, donc avec des escaliers, à vous les fesses de Brésiliennes ! Les escaliers sont une formidable salle de gym gratuite, à disposition 24 h/24, et qui permet de faire travailler l'ensemble du corps sans vous voler 1 seule minute dans la journée puisque, de toutes façons, il fallait bien que vous y montiez, à l'étage au dessus, pour porter les dossiers à votre collègue ! Donc, nous parlions des fesses de Brésiliennes. Pas de mystère : il suffit de monter les escaliers chaque jour pour constater vous-même que cette délicieuse partie de votre anatomie sera rapidement plus ferme et plus musclée. En plus, bouger évite d'attendre bêtement l'ascenseur et de monter avec des gens dont on se passerait bien. Pareil chez vous, d'ailleurs. Et, pareil encore, dans le métro. Lorsque vous verrez des escalators, dites-vous bien que ce sont des machines à fabriquer de la graisse. Vu sous cet angle…

Question : combien on grille de calories en montant les escaliers ?
Réponse : environ 5 à 10 calories par minute (selon rapidité et poids corporel)

Sports
Nous sommes bien d'accord : si vous voulez échanger 30 minutes de vélo contre 30 minutes de jogging, c'est sans problème. Surtout faites-vous plaisir, l'important est la régularité, et surtout pas d'aller s'abîmer les tendons sur un terrain de squash si vous n'avez pas bougé de votre canapé depuis 4 ans.

Question : combien on grille de calories en faisant du sport ?
Réponse : tout dépend du sport.

Sports	Calories dépensées pour 30 minutes
Équitation	60
Gym douce	100
Ping-pong	125
Danses classique et moderne ; tennis (double) ; gym avec haltères	150 à 200
Natation (brasse) ; alpinisme ; voile (course) ; planche à voile ; judo, karaté ; basket, foot, volley	200 à 250
Aérobic ; squash	300
Ski alpin ; natation (crawl)	375
Tennis ; aviron ; ski de fond	400 à 500

Programme « sérieux » d'activité physique, objectif « no graisse » / 7 à 9 mois

1 mois (maximum)

- Quoi faire ?
  Activités physiques quotidiennes (marcher, faire le ménage, monter les escaliers…)
- Pourquoi ?
  Se (re)mettre PROGRESSIVEMENT au sport
- Combien ça brûle de calories /jour ?
  Pas beaucoup (mais + qu'avant !)
- Combien de gras pouvez-vous espérer perdre par mois ?
  Zéro

1 mois

- Quoi faire ?
  Marche, natation, vélo, roller : 20 minutes/jour
- Pourquoi ?
  Habituer l'organisme à brûler des calories
- Combien ça brûle de calories par jour ?
  Environ 100 (de + qu'avant !)
- Combien de gras pouvez-vous espérer perdre par mois ?
  300 grammes

3 mois

- Quoi faire ?
  Marche, natation, vélo, roller : 30 minutes par jour
- Pourquoi ?
  Faire travailler encore plus l'organisme, brûler les calories, ne plus trop se préoccuper de ce que l'on mange

- Combien ça brûle de calories /jour ?
  Entre 150 et 200 (soit plus de 1000 cal/semaine!)
- Combien de gras pouvez-vous espérer perdre par mois ?
  500 grammes

Non-stop

- Quoi faire ?
  Marche, natation, vélo, roller : 60 minutes par jour ou pratique régulière (3 à 4 séances d'une heure par semaine) d'un « vrai » sport (volley, musculation, boxe, aviron, jogging…)
- Pourquoi ?
  Stabiliser la perte de poids, ne pas reprendre sans pour autant suivre le moindre régime
- Combien ça brûle de calories /jour ?
  Près de 300 (soit 2000 cal/semaine)
- Combien de gras pouvez-vous espérer perdre par mois ?
  Pas de perte, mais pas de prise de kilos. Équilibre entre apports et dépenses caloriques atteint.

Annexe 2

Table des MET

Une autre façon de calculer sa « dépense énergétique » liée à l'activité physique.

Activité	MET*/heure
Dépense d'énergie au quotidien	
Assis devant la télévision ou pour lire	1
Assis pour faire de la couture	1,5
Jouer du piano	2,3
Marcher (petits trajets, jusqu'au métro, au bus, à la boulangerie)	2,5
Faire du canoë (lentement)	2,5
Jouer au golf (sans marcher ni porter : voiture électrique)	2,5
Marcher lentement, mais un peu longtemps, à environ 3 km/h	2,5
Danser (lentement, type slow)	2,9
Marcher de façon un peu plus soutenue (avec le chien par exemple)	3
Charger et décharger la voiture	3
Sortir les poubelles	3
Marcher un peu plus vite (5 km/h)	3,3
Faire du vélo (pédaler lentement sur du plat)	3,5
Faire le ménage (sans forcer)	3,5
Passer l'aspirateur	3,5
Ratisser la pelouse	4
Faire de la musculation (tranquille, sans forcer, sans poids)	4
Jardiner sans forcer	4,5

Activité	MET*/heure
Tondre la pelouse	4,5
Marche rapide (6,5 km/h)	4,5
Nager (natation lente)	4,5
Couper du bois	4,9
Jouer au tennis (en double)	5
Faire de la danse rapide (type salsa, rock, valse…)	5,5
Faire du vélo (effort modéré)	5,7
Faire de l'aérobic	6
Patiner (roller)	6,5
Skier (ski alpin ou de fond)	6,8
Marcher en montagne (sans sac lourd)	6,9
Nager vite (natation rapide)	7
Marcher très rapidement (8 km/h)	8
Courir (jogging)	10,2
Sauter à la corde	12
Faire du karaté, du judo ou autre art martial (séance soutenue)	12
Jouer au squash	12

*MET (= *équivalent METabolique*), une unité de mesure servant à évaluer le niveau d'activité physique. Lorsque le corps est au repos, il dépense 1 MET/heure, contre 12 pendant un bonne partie de squash !

Annexe 3

IMC L'indice de masse de masse corporelle détermine notre corpulence selon la formule suivante: IMC = masse (kg) ÷ taille^2 (taille en mètre)

TAILLE	40	43	46	49	52	55	58	61	64	67	70
1,45	19	20	22	23	25	26	28	29	30	32	33
1,46	19	20	22	23	24	26	27	29	30	32	33
1,50	18	19	20	22	23	24	26	27	28	30	31
1,53	17	18	20	21	22	24	25	26	28	29	30
1,55	17	18	19	20	22	23	24	25	27	28	29
1,58	16	17	19	20	21	22	23	25	26	27	28
1,60	16	17	18	19	20	21	23	24	25	26	27
1,63	15	16	17	19	20	21	22	23	24	25	27
1,65	15	16	17	18	19	20	21	22	24	25	26
1,68	14	15	16	17	19	20	21	22	23	24	25
1,70	14	15	16	17	18	19	20	21	22	23	24
1,73	13	14	15	16	17	18	19	20	22	23	24
1,75	13	14	15	16	17	18	19	20	21	22	23
1,78	13	14	15	16	17	17	18	19	20	21	22
1,80	12	13	14	15	16	17	18	19	20	21	22
1,83	12	13	14	15	16	17	17	18	19	20	21
1,85	12	13	13	14	15	16	17	18	19	20	20
1,88	11	12	13	14	15	16	16	17	18	19	20
1,90	11	12	13	14	14	15	16	17	18	19	19
1,93	11	12	12	13	14	15	16	16	17	18	19

73	76	79	82	85	88	91	94	97	100	101	POIDS
35	36	38	39	40	42	43	45	46	48	48	
34	36	37	39	40	41	43	44	46	47	48	
32	34	35	36	38	39	40	42	43	44	45	
31	33	34	35	37	38	39	40	42	43	43	
30	32	33	34	35	37	38	39	40	42	42	
29	31	32	33	34	35	37	38	39	40	41	
29	30	31	32	33	34	36	37	38	39	39	
28	29	30	31	32	33	34	36	37	38	38	
27	28	29	30	31	32	33	35	36	37	37	
26	27	28	29	30	31	32	34	35	36	36	
25	26	27	28	29	30	31	33	34	35	35	
25	26	27	28	29	30	31	32	33	34	34	
24	25	26	27	28	29	30	31	32	33	33	
23	24	25	26	27	28	29	30	31	32	32	
23	23	24	25	26	27	28	29	30	31	31	
22	23	24	25	26	26	27	28	29	30	30	
21	22	23	24	25	26	27	27	28	29	30	
21	22	22	23	24	25	26	27	28	28	29	
20	21	22	23	24	24	25	26	27	28	28	
20	21	21	22	23	24	25	25	26	27	27	

Annexe 4

Table de charge glycémique des aliments les plus courants

Comment lire ce tableau ?

Recherchez la CG (charge glycémique) de l'aliment
Entre 0 et 10, la CG est faible. C'est bien ! ☺
Entre 11 et 19, la CG est modérée : Attention ! à consommer avec modération : 6
Au-delà de 20, la CG est élevée : A éviter ! ☹

Cet aliment mérite-t-il une place dans votre assiette CG ?

Remarque : la CG est calculée pour une portion moyenne d'aliment (pas forcément 100 g !).

Aliment	CG/ portion	Portion « normale »	Aliment CG minceur ou non ?
Abats	0	120 g	Attention, certains peuvent être très gras (cervelle)
Abricot	5	120 g	Oui
Abricot sec	10	60 g	Oui, avec modération
Agar-agar	0	2 g	Oui
Ail	0	5 g	Oui
Amande, noisette, noix, noix de cajou, cacahuète	0 à 2	50 g	Oui
Ananas	6 (frais) 15 (boîte)	120 g	Oui si frais, non en conserve

Aliment	CG/ portion	Portion « normale »	Aliment CG minceur ou non ?
Artichaut	0	200 g	Oui
Asperge	0	200 g	Oui
Aubergine	0	200 g	Oui
Avocat	0		Oui
Avoine (son)	9 3	30 g 10 g	Oui Oui
Banane	12	120 g	Oui, avec modération
Banane plantain	8 à 13 (selon cuisson)	120 g	Oui, avec modération
Barre céréale (type Muesli)	13	30 g	Avec grande modération
Barre chocolatée	26	60 g	Non
Beignet	17	50 g	Non
Betterave	5	80 g	Oui, avec modération
Beurre	0	10 g	Oui, avec modération (cru le matin sur les tartines)
Blé - Grain complet - Semoule seule - Couscous complet (avec légumes, pois chiches…) - Boulgour	 14 25 17 12	150 g (cuit)	 Oui, avec modération Non Oui, avec modération Oui, avec modération
Blini	13	50 g	Non
Bœuf (steak, steak haché maigre)	0	120 g	Oui

Aliment	CG/ portion	Portion « normale »	Aliment CG minceur ou non ?
Bonbon	22	30 g	Non !
Cabillaud	0	120 g	Oui
Cacahuète À grignoter ou en beurre	2	50 g	Oui, avec grande modération !
Café sans sucre	0	1 tasse	Oui
Calamars	0	120 g	Oui
Canard rôti	0	120 g	Oui
Carotte	1 à 2	80 g	Oui
Céleri	0	80 g	Oui (pas en rémoulade !)
Céréales germées	1	100 g	Oui
Cerise	3	120 g	Oui
Champignons	1	100 g	Oui
Charcuterie (andouille, saucisse, saucisson)	0	120 g	Oui, avec grande modération (calorique !)
Chips	11	50 g	Non
Chocolat lait	13	30 g	Avec grande modération
Chocolat noir, cacao en poudre	1 à 4	5 à 10 g	Oui, avec modération (2 carrés par jour, 70 % cacao minimum)
Chou (tous, y compris brocoli, chou-fleur, de Bruxelles, coleslaw, choucroute)	0	120	Oui (modération pour le coleslaw)
Citron	0	½ pièce	Oui

Aliment	CG/ portion	Portion « normale »	Aliment CG minceur ou non ?
Coca-cola	14	250 ml	Non
Concombre	0	120 g	Oui
Confiture allégée en sucre	7 à 10	30 g	Oui, avec modération
Coquillages (praires, huîtres, moules, coques…)	0	120 g	Oui
Corn flakes, Spécial K et autres céréales du petit déjeuner	20	30 g	Non
Cornichon	0	Quelques pièces	Oui
Courgette	0	200 g	Oui
Crêpe	22 à 39	80 g	Non (sauf galette blé noir = sarrasin)
Crevettes	0	120 g	Oui
Croissant, brioche	17	50 g	Non
Crumpet (pour le petit déjeuner)	13	30 g	Avec grande modération
Datte	42	60 g	Non !
Dinde	0	120 g	Oui
Eau	0	A volonté	Oui
Endive	0	200 g	Oui
Épices (cannelle, clou de girofle, curry, muscade, poivre, vanille…)	0	A volonté	Oui
Épinard	0	200 g	Oui
Fenouil	0	200 g	Oui
Fève	9	80 g	Oui, avec modération

Aliment	CG/ portion	Portion « normale »	Aliment CG minceur ou non ?
Figue sèche	16	60 g	Oui, avec grande modération
Flan classique	31	70 à 100 g	Non
Flan à l'agar-agar	6	70 à 100 g	Oui
Foie	0	120 g	Oui
Fraise	3	120 g	Oui
Frites	22	150 g	Non
Fromage	0	30 g	Oui, avec modération
Fromage blanc, yaourt	2 à 4	125 g	Oui
Fructose	2	10 g	Oui
Fruits rouges et noirs (framboise, groseille, myrtille, cassis...)	0	100 à 120 g	Oui
Galette de riz soufflé	17	25 g	Non
Gambas	0	120 g	Oui
Gâteau maison (classique, aux fruits ou au chocolat, quatre-quarts...)	Environ 20	60 à 100 g, selon	Exceptionnellement
Gaufre	16	35 g	Exceptionnellement
Gaufrette (chocolat, café, vanille)	14	25 g	Non
Gélatine	0	1 ou 2 feuilles	Oui
Gibier	0	120 g	Oui
Gingembre	0	5 à 10 g	Oui
Glace et sorbet	8	80 g	Oui, avec modération

Aliment	CG/ portion	Portion « normale »	Aliment CG minceur ou non ?
Glace allégée en matières grasses	4	80 g	Oui, avec modération
Haddock	0	120 g	Oui
Haricot sec (tous : flageolet, haricot rouge, blanc...) *Remarque :* les haricots secs cuits à l'eau sont toujours préférables à ceux en conserve, dont l'IG et la CG sont systématiquement supérieurs.	6 à 10	150 g	Oui
Haricot vert	0	200 g	Oui
Herbes (persil, menthe, ciboulette, laurier, thym, romarin...)	0	A volonté	Oui
Huiles (olive, colza...)	0	2 c. à s.	Oui, avec modération (en filet sur crudités et plats chauds)
Jambon (cru ou cuit)	0	120 g	Oui
Jus de fruits - Ananas - Cranberry - Orange - Pamplemousse - Pomme	 16 18 9 9 12	250 ml	 Avec modération Avec modération Oui Oui Avec modération
Jus de légumes - Carotte - Tomate	 10 4	250 ml	 Oui Oui

Aliment	CG/ portion	Portion « normale »	Aliment CG minceur ou non ?
Kiwi	7	2 pièces	Oui
Lait concentré sucré	83	250 ml	Non !
Lait de soja	8	250 ml	Oui (avec modération)
Lait de vache (entier ou écrémé)	4	250 ml	Oui (avec modération)
Lentilles - « Maison » - En boîte	 5 9	 150 g 250 g	 Oui, oui, oui ! Oui
Litchi	16	120 g	Avec modération
Maïs en boîte	13 à 15	150 g	Avec modération
Maïzena	9		Oui, avec modération
Mangue	8	120 g	Oui
Maquereau	0	120 g	Oui
Melon	4	120 g	Oui, avec modération
Miel	10	1 c. à c.	Oui, avec modération
Mousse (fraise, chocolat...) light	3	50 g	Oui
Muesli	7	30 g	Oui
Noisette	0 à 2	50 g	Oui
Noix (selon variété)	0 à 3	50 g	Oui
Noix de coco	4	50 g	Oui
Nougat	4	30 g	Oui, avec modération

Aliment	CG/ portion	Portion « normale »	Aliment CG minceur ou non ?
Œuf	0	2 pièces (120 g)	Oui (jaunes avec modération)
Oignon	0	50 à 100 g	Oui
Olive	0	5 pièces	Oui
Orange	5	1 pièce (120 g)	Oui
Orge	11	150	Oui, avec modération
Oseille	0	80 g	Oui
Pain			
- Au lait	20	60 g	Non
- À hamburger, de mie	9	30 g	Non
- Blanc, baguette (et biscotte)	15	30 g	Exceptionnellement
- Aux 6 ou 9 céréales et graines (avec des grains qui croquent en bouche)	6	30 g	Oui
- Complet, au levain	9	30 g	Oui, avec modération
- Noir (Pumpernickel)	5	30 g	Oui
- Pita	10	30 g	Oui, avec modération
Pamplemousse	3	120 g (1/2 fruit)	Oui
Pancake (préparation à faire soi-même)	22	100 g (2 à 3)	Non
Papaye	5	120 g	Oui
Pastèque	4	120 g	Oui, avec modération
Patate douce	11	150 g	Oui, avec modération

Aliment	CG/ portion	Portion « normale »	Aliment CG minceur ou non ?
Pâtes		180 g (cuites)	
- Lasagnes	28		À éviter
- Macaroni	23		À éviter
- Linguines	22		À éviter
- Nouilles	24		À éviter
- Gnocchis	33		Non
- Spaghettis farine complète	16		Oui, avec modération
- Spaghettis *al dente*	18		Oui, avec modération
- Spaghettis très cuits	25		À éviter
- Raviolis	8 à 15		Oui
Pâte à tartiner aux noisettes	4	20 g	Avec très grande modération ! (apport calorique important)
Pêche		120 g	
Nature	5		Oui
En boîte	11		Avec modération
Petit pois	3	80 g	Oui
Pizza pâte fine	7	100 g	Oui avec modération
Pizza « épaisse » avec fromage, garniture abondante	16	100 g	Non (éviter particulièrement la 4 fromages)
Poire			
- Nature	4	120 g	Oui
- En boîte	5	120 g	Oui
Poireau	0	200 g	Oui
Pois cassé	6	150 g	Oui

Aliment	CG/ portion	Portion « normale »	Aliment CG minceur ou non ?
Pois chiche Nature (cuit maison) En boîte	 8 10	 150 g	 Oui Oui, avec modération
Poissons en général	0	120 g	Oui, surtout « nature » ! Le poisson pané possède une CG de 7. Pas énorme, mais bien supérieur à 0 !
Polenta	9	150 g (cuite)	Oui, avec modération
Pomme Pomme séchée	6 10	120 g 60 g	Oui Oui
Pomme de terre - Vapeur ou à l'eau (avec la peau) - Au four - En purée - Frite	 16 à 17 26 13 (maison) 18 (flocons) 30	150 g	 Oui, avec grande modération Non Non (à la rigueur maison, exceptionnellement, avec des légumes verts) Non
Pop-corn	8	20 g	A éviter
Potiron	3	80 g	Oui
Poulet	0	120 g	Oui
Prune (mirabelle, reine-claude, quetsche…)	5	120 g	Oui

Aliment	CG/ portion	Portion « normale »	Aliment CG minceur ou non ?
Pruneau	10	60 (6 pièces)	Oui, avec modération
Quinoa	9	150 g	Oui
Radis	0	100 g	Oui
Raifort	0	100 g	Oui
Raisin	8	120 g	Oui
Raisin sec	26	60 g	Non (ou très exceptionnellement, au milieu d'autres aliments)
Rhubarbe	0	80 g	Oui
Riz		150 g	
- Basmati	22		Oui, avec modération
- Blanc standard	36 à 44		Non
- Complet brun	29		Avec grande modération
- Cuisson rapide	36		Non
- Sauvage	18		Oui, avec grande modération
- Jasmin	46		Non
Rouget	0	120 g	Oui
Salade verte (toutes)	0	A volonté	Oui

Aliment	CG/ portion	Portion « normale »	Aliment CG minceur ou non ?
Salades composées (maison, avec majorité de légumes verts et secs type lentilles)	Selon composition (mais généralement très bas)	150 g	Oui (éviter sauces du commerce, généralement sucrées. Assaisonnement recommandé : filet d'huile d'olive + vinaigre/citron + sel + poivre + fines herbes)
Sardine	0	120 g	Oui
Saucisse	1	100 g	Oui, avec modération (préférer cuisson à l'eau plutôt que grillée)
Saumon	0	120 g	Oui
Scone	7	25 g	A éviter
Seiche	0	120 g	Oui
Soda	15 à 23	250 ml	Non
Soja (et tofu, lait de soja)	2 à 10	120 g ou 250 ml	Oui
Soupes en général (maison, avec majorité de légumes verts et secs type lentilles ou très riches en protéines, type soupe de poisson, bouillabaisse)	Selon composition (mais généralement très bas)	250 ml	Oui

Aliment	CG/ portion	Portion « normale »	Aliment CG minceur ou non ?
Sucre blanc « classique »	7	10 g	Oui, avec modération (CG plutôt basse mais aucun intérêt nutritionnel)
Surimi	0	100 g	Oui mais préférez un poisson nature (« normal »).
Sushi	17	100 g	Oui, avec modération
Tacos	8	20 g	Oui, avec modération
Tapioca	14	30 à 60 g	Avec grande modération
Thé	0	A volonté	Oui
Thon	0	120 g	Oui
Tisane	0	A volonté	Oui
Tomate	0	120 g	Oui
Truite	0	120 g	Oui
Veau	0	120 g	Oui
Viandes en général	0	120 g	Oui
Vinaigre	0	A volonté	Oui
Yaourt Nature Sucré	 2 à 3 7 à 8	100 g	 Oui Avec modération

Index des recettes

Table des matières

Imprimé en France par Hérissey à Évreux
N° d'impression : 108148 - Dépôt légal : avril 2008

Pour recevoir notre catalogue, merci de bien vouloir remplir ce questionnaire et nous le retourner :

Éditions Leduc.s
33 rue Linné
75005 Paris

Vous pouvez aussi répondre à ce questionnaire sur Internet :

www.leduc-s.com

NOM : ....

PRÉNOM : ....

ADRESSE : ....

....

CODE POSTAL : ....

VILLE : ....

PAYS : ....

ADRESSE@MAIL : ....

ÂGE : ....

PROFESSION : ....

Titre de l'ouvrage dans lequel est insérée cette page :

Programme minceur agar-agar en 15 jours

Lieu d'achat : ....

Avez-vous une suggestion à nous faire ?

....

....

....

À .... LE ....

Conformément à la loi Informatique et Libertés du 6 janvier 1978, vous disposez d'un droit d'accès et de rectification aux données personnelles vous concernant.